U0207075

· 大国医用药心法丛书 ·

陈自明

妇产科疾病用药心法

李成文

刘桂荣◎总主编

杨云松◎编著

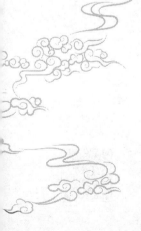

中国健康传媒集团
中国医药科技出版社

内容提要

本书依据《妇人大全良方》原书，参考历年来关于陈自明妇产科方面的研究成果，对所收集内容进行重新梳理、归纳和分类，进而构建出陈自明妇产科疾病用药心法的知识体系。

全书共 3 章。第一章简单介绍了陈自明妇产科疾病学术思想；第二章详细论述了陈自明妇产科疾病用药心法，包括月经病、带下病、妊娠病、妇人产难、产后病、不孕症等；第三章收录了一些典型医案。全书内容丰富实用，适合中医工作者阅读参考。

图书在版编目（CIP）数据

陈自明妇产科疾病用药心法/杨云松编著 . —北京：中国医药科技出版社，2022.5

　（大国医用药心法丛书）

ISBN 978 – 7 – 5214 – 1771 – 5

I. ①陈⋯ Ⅱ. ①杨⋯ Ⅲ. ①中医妇产科学 – 用药法 Ⅳ. ①R271

中国版本图书馆 CIP 数据核字（2020）第 066403 号

美术编辑　陈君杞
版式设计　友全图文

出版　**中国健康传媒集团** ┃ 中国医药科技出版社
地址　北京市海淀区文慧园北路甲 22 号
邮编　100082
电话　发行：010 – 62227427　邮购：010 – 62236938
网址　www. cmstp. com
规格　880 × 1230mm $\frac{1}{32}$
印张　4 $\frac{3}{8}$
字数　140 千字
版次　2022 年 5 月第 1 版
印次　2022 年 5 月第 1 次印刷
印刷　三河市万龙印装有限公司
经销　全国各地新华书店
书号　ISBN 978 – 7 – 5214 – 1771 – 5
定价　**28.00 元**

获取新书信息、投稿、为图书纠错，请扫码联系我们。

《大国医用药心法丛书》

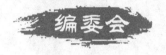

编委会

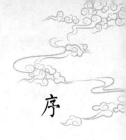

序

　　中医药是中华民族优秀文化的瑰宝，千年来赓续不绝，不断发扬光大，一直护佑着中国人民的健康，庇佑中华民族生生不息，并在世界范围内产生着越来越大的影响力和吸引力。中医药在数千年的发展中，涌现出众多的医家。正是这一代代苍生大医，使得中医药学世代传承，汇成了川流不息的文化长河，为中华民族的繁衍和百姓的健康提供了保障，功不可没。历史长河中的名家圣手，穷尽一生的努力，留下了毕生心血实践的理论及光辉的著作，不仅是中华民族更是全人类的宝贵财富。以四大经典为代表的典籍为中医理论体系奠定了基础，历代医家不断研究和阐发，使之不断充实、提高、发展。他们以继承不泥古、发扬不离宗的精神繁荣着中医学。当前，中医药发展虽然面临"天时、地利、人和"的大好局面，但我们对于中医理论的系统学习和创新研究还很迟缓，远未满足中医药事业发展的需要，以及社会进步和人民群众的需求。如何按照中医药自身发展的规律来加快理论创新，促进学术进步，是我们这一代中医学者面临的艰巨任务。历代前贤已经积累了丰富而实用的学术理论和实践经验，并形成了独到的临床诊疗技艺，但却还没有得到很好的传承，继承不足，创新也就缺乏动力，制约着中医药事业的持续健康发展。

　　幸运的是，我们党和政府高度重视中医药工作，特别是党的十八大以来，以习近平同志为核心的党中央把中医药工作摆在更加突出的位置，出台了一系列推进中医药事业发展的重要政策和措施，中医药改革发展取得显著成绩。在抗击新冠肺炎疫情过程中，中医药的应用取得了令人信服的成效，中医药方案具有独特性、可及性、社会性、安全性、经济性、多样性六大优势，获得了社会各界的普遍认可。古老的中医药历久弥新，正在被越来越多的人所接受。

《"健康中国 2030"规划纲要》提出，实施中医药传承创新工程，重视中医药经典医籍研读及挖掘，全面系统继承历代各家学术理论、流派及学说，不断弘扬当代名老中医药专家学术思想和临床诊疗经验，挖掘民间诊疗技术和方药，推进中医药文化传承与发展。这也是本丛书策划出版的初心和宗旨。

本丛书精选了自金元时期至清代共 10 位杰出医家，系统整理了他们独特的方药应用和临证经验。这些医家皆为应用方药具有代表性或学术特色突出的医家，论治疾病经验丰富，常于平淡之中见神奇，论述平实且切合临床实际；其所记录医案众多而真实，其治法方药均可师可法，治疗思路颇具启发性。

本次整理研究，是在反复阅读原著、把握全局的基础上，对医家的学术经验进行了全面探讨，尽量反映其临证思维方法，还原其用药思路、方法和规律，全书收罗广博、条分缕析，详略适中，有利于读者掌握医家应用方药的原理及临床运用规律，以适应当前临床实际的需要。

丛书内容完全出自医家原著，最大限度地反映医家本人的经验论述，不添加任何现代人的观点和评价，希望读者读来能有原汁原味、酣畅淋漓的感觉。另外，凡入药成分涉及国家禁猎和保护动物的（如犀角、虎骨等），为保持古籍原貌，原则上不改。但在临床运用时，应使用相关替代品。

本丛书的参编涉及全国多所高等中医院校及医疗机构的多位专家、学者。全体作者历时 5 年，怀着对中医药事业的赤子之心，在中医药传承道路上，默默奉献，以实际行动切实履行了"继承好、发展好、利用好"中医药学术的重大使命。

希望丛书能成为中医药院校在校学生和中医、中西医结合医生的良师益友；成为医疗、教学、科研机构及各图书馆的永久珍藏。

由于种种原因，丛书难免有疏漏之处，敬请读者不吝批评指正，以利于本书修订和完善。

在此衷心感谢中国医药科技出版社的大力支持！

丛书编委会
2021 年 9 月

陈自明（1190—1270 年），字良甫，晚年自号药隐老人，抚州临川（今属江西）人，南宋著名医学家，与崔嘉彦、严用和、危亦林、龚廷贤、李梴、龚居中、喻昌、黄宫绣、谢星焕并列为江西历史上十大名医。他出身于中医世家，14 岁即已通晓《内经》《神农本草经》《伤寒杂病论》等经典著作。《妇人大全良方》是其代表著作之一，成书于 1237 年，全书 24 卷，分 8 门，共 260 多篇论述。陈自明任建康府明医书院医谕时，因认为前代妇科诸书过于简略，于是遍行东南各地，访求医学文献，博采各家之长，附以家传经验，在临床实践中加以应用，辑成此书。书中引述了多种医书，分别对胎儿发育、妊娠诊断、孕期卫生、孕妇用药禁忌、妊娠期疾病、各种难产、产褥期护理及产后病证作了详细的论述。他论述了妇女经、带、胎、产的生理特点，强调了冲任、天癸、精血与月经的关系，同时亦强调后天脾胃在月经产生方面的重要作用。他还对妇科疾病的病因、病机以及治疗进行了全面总结。对于妇产科病证的治疗，他紧紧抓住"妇人以血为本"，注重治病求本，提出"女子治血"的原则。总之，《妇人大全良方》一书总结了宋以前的妇产科学成就，对后世妇产科学的发展深有影响。此书是中国医学史上第一部体系完善的妇产科专著，学术价值和实用价值很高，因此具有重大的研究价值。

本书依据《妇人大全良方》原书，参考历年来关于陈自明妇产科方面的研究成果，对所收集内容进行重新梳理、归纳和分类，进而构建出陈自明妇产科疾病用药心法的知识体系。全书共 3 章。第一章简单介绍了陈自明妇产科疾病学术思想；第二章详细论述了陈自明妇产科疾病用药心法，包括月经病、带下病、妊娠病、妇人产难、产后病、不孕症等；第三章收录了一些典型医案。为保持古籍原貌，凡涉及国家禁用的中药，原则上不改，读者在临床应用时，应使用相关的代用品。

由于作者水平有限，书中有些观点可能欠妥，敬请同行批评指正。希望本书能给相关临床专业人士及研究者提供一些参考和借鉴。

杨云松

2021 年 7 月

目录

一、 陈自明与《妇人大全良方》

陈自明，字良甫，又作良父，生卒年大约为公元 1190 – 1270 年，晚年自号药隐老人，抚州（今属江西）临川人，汉族江右民系。他是南宋时期著名的医学家，也是旴江医学流派代表人物之一。他与崔嘉彦、严用和、危亦林、龚廷贤、李梴、龚居中、喻昌、黄宫绣、谢星焕并列为江西历史上十大名医。陈自明出生于中医世家，从小随父亲学医。在良好的家庭教育影响下，陈自明自幼热爱医学，勤奋努力。十四岁时便才华横溢，脱颖而出。据他在《妇人大全良方》中记载：有郑虎卿之妻黄氏，妊娠四五个月，每到中午就"惨戚悲伤，泪下数次"，延请众医生和众巫者治疗，都不见好转。这位郑虎卿先生"惶惶无计"，非常着急，不知如何是好。这个时候，年仅 14 岁的陈自明听说此病证后，便托人转告郑氏："先人曾说此症，名曰脏燥悲伤，非大枣不愈。"郑虎卿借阅了方书查看，果然如此，于是采纳了陈自明的建议，煎好甘麦大枣汤，让他的妻子服下，只用一剂药病就好了。之后，这件事情在当地被传为美谈，陈自明因此少年成名。他同情病人疾苦，并且愿意帮助病人脱离疾苦，正是有了这份仁心，他在学医这条路上比常人勤奋刻苦，14 岁的陈自明就已经通晓了《内经》《神农本草经》《伤寒杂病论》等经典著作。陈自明自称家中三世学医，藏书甚多，而行履所至，必加询访，躬行实践。在《妇人大全良方》一书中，陈自明曾经指出"世无难治之病，有不善治之医；药无难代之品，有不善代之人"，既体现了其高尚的医德思想，又反映出他富有积极医疗的思想。他不赞成宋代流行的运气学说中某些教条认识，基于临床实践和历代文献，他对医学理论、伤寒学、痈疽外科均有独到的研究。上天总是不辜负努力付出的人，凭着对医学的热爱和执着追求，他精勤不倦，博极医源，不仅具备了扎实的理论功底，临床技术也是日日精进，这使他的医誉远近闻名。在1237年陈自明担任了建康府明道书院的医谕。任职期间，因认为前代妇科诸书过于简略，于是陈自明博览历代医家著述，行医于东南各地，收集各家有效经验方，并结合自己临证实践和家传验方，于嘉熙元年（1237年）撰成《妇人大全良方》一书。

《妇人大全良方》一书在中医妇科发展史上起到了重要的承上启下作用，可以说，这本书是集南宋之前妇产医学之大成者，它为我国妇产学科的发展奠定了基础。此外，需要说明的一点是，宋以后我国妇产科学的发展很大程度上得益于陈自明所作出的这份贡献。《史记》中曾言"扁鹊名闻天下，过邯郸，闻贵妇人，即为带下医"，这里的"带下医"是最早关于妇科医生的记载。战国至两汉时期，出现了我国迄今发现最早的妇产科专书《胎产书》，主要讲述了养胎、埋胞、转胞、求子及产后处理等问题。在此之前，张仲景在其著作《伤寒杂病论》的杂病部分（即后来的《金匮要略》）中有专门的"妇人篇"论述。魏晋南北朝时期，各种医学文献对妇产科疾病多有涉及，并且唐代妇科已成为了一个独立专科。唐代医家孙思邈在《千金要方》中列有"妇人方"部分。唐大中（847－859）初年，出现了《经效产宝》这样具有较大影响的妇产科专著。但是，并没有出现一本真正系统论述妇科辨证论治体系的代表性著作。陈自明在《妇人大全良方》一书自序中清楚说明了它写这本书的初衷，主要是有感于当时的妇产科专书"纲领散漫而无统，节目谫略而未备，而且医者尽于简易，不能深求遍览，因此采摭诸家之善，附议家传经验方，秤而成编，以期达到使纲领节目，灿然可观，且补其偏而会其全，聚于散而敛于约的效果"。正是

《妇人大全良方》的出现，总结了宋以前妇科学的研究成果，阐发了妇科疾病的病因病机以及诊疗方法。宋代在中国医学发展历史上是一个理论的总结和提升时期，妇产科学得到了全面发展。宋代太医局设九科，其中之一则为产科，这是产科独立分科之开始，而南宋陈自明《妇人大全良方》的问世，标志着中医妇产科学已经趋于成熟，成为一门有独立理论系统和较丰富临床经验的学科。该书对妇产科疾病论治进行全面系统的总结，确立了妇产科的辨证论治体系。在此书的撰写过程中，陈自明参阅了三十多种医书，包括《黄帝内经》《伤寒论》《金匮要略》等经典著作，还有昝殷的《经效宝产》、郭稽中补订的《妇人产育宝庆集》、杨子建的《十产论》、陆子正的《胎产经验方》。同时，他还广征博引了《广济方》《古今录验》《养生必用论》《删繁方》《海上方》《灵苑方》《延年方一》等现已失传医书中的佚文。陈自明在撰写《妇人大全良方》的过程中，广采博收各家之方论，参合自己的经验和见解，融汇于一炉，不仅理论内容丰富，还切于临床实用，因此，它问世后风行 400 年，一直为临床医家所重视。《四库全书总目提要》对它的评价很高，称"自明采摘诸家，提纲挈领，对妇科证治详悉无遗"。明代医家王肯堂辑著的《女科证治准绳》（1607 年）、清代医家武之望撰著的《济阴纲目》（1602 年），这两本书都将《妇人大全良方》作为参考蓝本。明末清初医家傅青主所著《傅青主女科》也受其影响。《证治准绳》的作者王肯堂称赞它说："《良方》出而闺阃之调将大备矣。"后来的《校注妇人良方》是明代医家薛己依据《妇人大全良方》删补写成。由此可见，宋代之后的著名医家对陈自明的《妇人大全良方》是非常认可和推崇的。

　　关于这本书的版本源流问题，有学者提出《妇人大全良方》的早期刊本、补遗本、校注本约有 30 种，大致分为 3 个系统：第一系统是陈自明原版本（原著于 1237 年），目前可以看到的是经陈自明晚年修改的刻本，系元·勤有书堂刊本（简称"勤本"），刊于1265 年前后。其系各刊本中，未经后人删补，论述全面，最能反映陈自明著作面貌的早期善本之一。属于此系统的还有《四库全书》

中保留的抄本（1784 年），其祖本即为勤本；另有日本文化年间（1805 年）手抄的十册本和八册本两种，这几种本子均作为善本保存于北京图书馆。1984 年中国中医研究院中国医史文献研究所余瀛鳌研究员选择此版本为底本加以点校，由人民卫生出版社出版（1985 年）。第二系统是明代医家熊宗立的补遗本。熊本的特点是保持原书体例，只对个别章节有文字上的改动。在熊宗立阐述自己的论述、医案和增补方剂之前均冠有"补遗"二字。补遗本能见到的有两种刻本：一种是明·正统年间（1440 年）刻本，现藏于重庆图书馆，另一种是明·正德年间（1509 年）刻本，现存于北京图书馆，两种均属于善本。第三系统是明代著名医家薛己的校注本。最早为嘉靖年间（1547 年）刻本，藏于中国科学院图书馆。由于嘉靖以后陆续有 20 余种不同版本散传于世，加之 1956 年上海科技出版社根据《中国医学大成》本重印《校注妇人良方》，所以薛本的流传远远超过陈氏原著及熊氏补遗本。

《妇人大全良方》（以下简称《良方》），一共有 24 卷，分调经、众疾、求嗣、胎教、妊娠、坐月、产难、产后等八门，前三门调经、众疾、求嗣为妇科，后五门胎教、妊娠、坐月、产难、产后为产科。全书按照"门下设论，论后附方"的体例进行编排，共计260 余论，1100 余方，48 例医案，涉及妇科病证 200 余种，内容丰富，条理清晰，层次分明，是一部有方有论的综合性妇科大全。每门之中刊述若干疾病，论述疾病的原因和治疗，书中还有陈自明的按语，即他的临床经验之谈，说理中肯，多有见地。该书理法方药紧密结合，立论、方药、验案一目了然。陈氏对各种妇产科病证，既按照外感六淫、七情内伤、饮食不调、房室不节等致病因素分析，又分别对妇女自然之生理病理特点、胎儿发育状态、妊娠诊断、孕期卫生、孕妇用药禁忌、妊娠期特有疾病、各种难产、产褥期护理及产后病证作了详细的论述，着重用气血、冲任二脉和脏腑理论解释病变机制，创立了不少行之有效的方剂，较完整地体现了审证求因、辨证论治的学术思想，同时构建了中医妇产科的理法方药证治体系。此书深受历代医家的重视，不断被引用、重订、重刻或编次。

二、 妇产病论治思路概述

（一）深入研究妇人生理病理

在《妇人大全良方》一书中，陈自明开篇就提出"凡医妇人，先须调经；经脉不调，众疾生焉，故以次之；众疾既无，须知求嗣，故以次之；求嗣已明，须知胎教，故以次之；胎教已明，须知妊娠疾病，故以次之；妊娠疾病已明，须知坐月，故以次之；坐月已明，须知产难，故以次之；产难已明，须知产后疾病，故以次之。"由此可以看出，陈自明是从女子"二七而天癸至"入手研究，进而详细阐述妇女在经、带、胎、产各个环节的生理病理。

关于女子月经，陈自明在《妇人大全良方》中引用《内经》的文字论述道："女子二七而天癸至，任脉通，太冲脉盛，月事以时下。天，谓天真之气降；癸，谓壬癸，水名，故云天癸也。然冲为血海，任主胞胎，肾气全盛，二脉流通，经血渐盈，应时而下。所以谓之月事者，平和之气，常以三旬一见，以像月盈则亏也。"这里陈自明明确阐述了冲任二脉与女子月经的关系，并指出冲任二脉如果无伤损，那么阴阳和平，气血调适，月经就会按时来潮。此外，他还指出，女子月经来潮与手太阳小肠之经、手少阴心之经密切相关。如在《妇人大全良方·卷一·调经门·崩中漏下生死脉方论第十七》中他说："冲脉、任脉为经脉之海，皆起于胞内。而手太阳小肠之经也，手少阴心之经也，此二经上为乳汁，下为月水。妇人经脉调适，则月水依时。"

关于带下，陈自明指出此与带脉有关，他在《妇人大全良方·卷一·调经门·崩中带下方论第十六》中说："脉有数经，名字不同，奇经八脉，有带在腰，如带之状，其病生于带脉之下。其有冷热者，即随其性也。"

关于受孕与妊娠，陈自明在《妇人大全良方·卷九·求嗣门·褚尚书澄求男论第二》中指出男女婚配要在适当年龄才好，他说："男虽十六而精通，必三十而娶；女虽十四而天癸至，必二十而嫁。"为什么要这样呢？陈自明认为在适当的年龄婚配，"阴阳完实，然后交合，则交而孕，孕而育，育而为子，坚壮强寿"，如果女子婚配过早，"天癸始至，已近男色，阴气早泄，未完而伤，未实而动"，那就会导致"交而不孕，孕而不育，育而子脆不寿"。《妇人大全良方·卷十一·胎教门·脉例第一》中指出，妇人妊娠时"少阴脉动甚"，他说"手少阴属心，足少阴属肾。心主血，肾主精，精血交会，投识于其间则有娠"。

关于妇人产后调治和护理，在《妇人大全良方·卷十八·产后门·产后将护法第一》中指出，要"避风邪、养气血、下恶露、行乳脉也"。

总地说来，陈自明是从气血、脏腑和经络来阐述妇科生理病理的，故在疾病论治上，他特别重视冲任二脉、肝肾两脏以及气血。

（二）妇人以血为本，重视调治气血

气血是维持人体生命活动的重要物质基础，妇人经、孕、产都与气血密切相关。具体来讲，女子月经为气血所化，妊娠也需气血养胎，生产分娩靠气血充足，妇人生产之后，气血上化为乳汁，以供养婴儿。在《妇人大全良方·室女经闭成劳方论》中陈自明指出："夫人之生以气血为本，人之病未有不先伤其气血者。"这段文字充分强调了气血对维持人体生命活动的重要性，人之所以生病，都是因为气血受损所致。《妇人大全良方·产宝方·序论》中说："气血者，人之神也。然妇人以血为基本，苟能谨于调护，则血室行，其神自清，月水如期，血凝成孕。"这说明人体以气血为本，妇人以血为本。因此，陈自明提出"女子调气血"的治疗原则，"气血宣行，其神自清"。该条文表明陈氏论治妇人之病注重调治气血。妇人在月经、胎孕、产育、哺乳期都需要气血供养，如果气血充沛则经、孕、产、乳正常，反之则发生异常。但是，妇人在经、孕、产、乳期间，常常容易使阴血亏耗。所以，陈自明提出妇人病的病因大多是劳伤气血、感受风冷。在《妇人大全良方·博济方论》中陈自明说："夫人将摄顺理，则气血和调，风寒暑湿不能为害。若劳伤血气，则风冷趁虚而干之。"妇人病的病机或为气血逆乱，月水不循常道；或为五脏不能相生，生化之源耗竭；或为荣血亏损、冲任失养和肝气上逆。这些论述对妇科疾病的诊治具有非常重要的指导意义。

我们从《妇人大全良方·众疾门·通用方序论》中也可以看出，其中所罗列的方子全都是调血方，并且将加减四物汤置于第一，突出了理血剂在妇科临床应用中的重要地位。通观《妇人大全良方》一书，陈自明通过加减化裁四物汤治疗众多妇人疾病，并且疗效显著，这都说明了陈自明在治疗妇科疾病时重视气血调治。例如，对于妇人产后伤寒的辨治，陈氏提出明确主张："凡产后发热，头痛身痛，不可便作感冒治之"，此等病证多是血虚或败血作梗，他分析道："血虚者，阴虚也；阴虚者，阳必凑之"，故发热"且与平和之剂与服必效"，提倡以四物汤加减，调理阴血为主的治法。陈自明在《妇人大全良方·通用方·序论》中提出："加减四物汤治妇人经病，或先或后，或多或少，疼痛不已；腰、足、腹中痛；或崩中漏下，或半产恶露多，或停留不出；妊娠腹痛下血、胎动不安，产后血块不散；或亡血过多，或恶露不下。服之如神。"

在妇科经、带、胎、产诸病方面，陈自明积累了丰富的经验。《妇人大全良方》于妇科诸病中首论月经病，首列"调经"门论述月经生理及各种月经病证治。陈自明引经据典，撷采诸家之说，结合自己的临床实践，提出月经病多因为过度劳累、情志失调或感受外邪所致，其主要病机是气血亏损、肝脾失调和冲任失养。所以，在妇产科疾病治疗方面，陈自明主张以补益气血、舒肝健脾、调治冲任为重点，常用归脾汤、逍遥散等方随证加减。在产难病的诊治方面，陈自明认为产难病的病机多为气滞血瘀、气血亏虚或寒凝血滞。常用的治疗方法则有药物催生、针灸助产和手法助产等，催生方"催生丹"中药物兔脑髓、乳香、母丁香、麝香治疗产妇生理不顺，产育艰难有效。我国古代医家将兔脑用于催产，早于西方医学家用动物脑垂体后叶的催产素千余年。至于针灸助产的方法，《妇人大全良方》中也有记载，他说："疗横生、逆产，服诸符药不捷者，灸右脚小指尖头三壮，艾灶如小麦大。疗横生、倒产，手足先出，用粗针刺儿手足，入二分许，儿得痛惊转即缩，自当回顺。"

另外，在此书中陈自明还提出，对于横产、倒产、偏产等均可施予不同的手法助产。总之，对于产难病，陈自明指出：难产催生手法为先，须结合内服催生药，加上医者、稳婆、产母三者通力合作，密切配合。

（三）调摄冲任二脉为要

冲、任、督、带四条经脉皆为奇经，胞宫为奇恒之腑，冲、任、督三脉皆下起胞宫，上与带脉交会，因此胞宫的生理功能与冲、任、督、带四脉有关，尤其是冲任二脉。《妇人大全良方》认为："冲任二脉，皆起于胞中，为经络之海，与手太阳小肠、手少阴心经互为表里，上为乳汁，下为血水"；"肾气全盛，冲任流通，经血既盈，应时而下，否则不通也"。他说："妇人冲任二脉，为经脉之海，外循经络，内容脏腑，若阴阳和平，经下依时。若劳伤不能制约，则忽然暴下，甚则昏闷"，他还提出："妇人病有三十六种，皆由冲任劳损而致。"在陈自明看来妇人病的发生与冲任二脉密切关联。陈自明认为"冲为血海，任主胞胎，二脉流通，经血渐盈，应时而下"。冲脉为总领诸经气血之要冲，能调节十二经之气血，而任脉具有主胞胎的作用，冲任二脉气血不足，则会出现月经不调、经闭或不孕等。对于"妇人月水不利"的病理机制，他认为是"伤于冲任之脉故也"。就月水不通来讲，陈自明提出："夫妇人月水不通者，由劳伤血气致令体虚，受风冷邪气客于胞内，损伤冲任之脉，并太阳、少阴之经，致胞络内血绝不通故也。"就月水不断而言，他认为："夫妇人月水不断者，由损伤精血，冲任脉虚损故也！"对崩暴下血不止，他提出："夫妇人崩中者，由脏腑伤损冲脉、任脉，血气俱虚故也！"对月水行或不行心腹刺痛，他指出："夫妇人月经来腹痛者，风冷之气客于胞络，损伤冲任之脉，手太阳、少阴之经！"陈氏将冲任损伤的原因大致归结为：①风邪乘虚客于胞中，损伤冲任二脉；②劳伤气血，伤及冲任；③醉而入房，亏损肾肝，伤及冲任二脉；④脾胃虚弱，不能饮食，损伤冲任二脉；⑤郁怒损伤冲任二脉。因此，陈自明在治疗妇产科疾病之时，以调摄冲任二脉为先。这种学术思想在后世得到极大的发挥，成为中医妇科学的一个重要原则和显著特色。

（四）注重肝脾，资补化源

在临床上，心脾肝肾病变，皆易致妇人病，然而发生妇人病的病机关键是荣血亏损、冲任失养和肝气上逆。他在《妇人大全良方》中说："冲任二脉，皆起于胞中，为经络之海。与手太阳小肠、手少阴心经互为表里，上为乳汁，下为血水"；"肾气全盛，冲任流通，经血既盈，应时而下，否则不通也"。陈自明指出妇人病的病位多在肝脾，肝脾之病导致了冲任二脉的损伤，进而影响了妇女的月经、胎孕、产育、哺乳等生理活动。他说："妊娠胎动，或饮食起居，或冲任风寒，或跌仆由触，或怒伤肝火，或脾气虚弱，当推其因而治之。若因母病而胎动，但治其母，若因胎动而病，唯当安其胎。"关于妇人经水不通，他提出肝脾损伤为该病病机的主要环节。他说："妇人月水不通，或因醉饱入房，或因劳役过度，或因吐血失血，伤损肝脾。但滋其化源，其经自通。"根据临证所见，月经不通之证，往往有因脾虚而不能生血者，有因郁结伤脾而血不行者，有因积怒伤肝而血闭者，有因肾水不养肝木而血少者。《妇人大全良方》对闭经病因病理的叙述虽尚欠详尽，但是以肝脾为纲，治法从之而立。如果因脾虚而不行者，补而行之；脾郁而不行者，解而行之；怒伤肝而血闭者，当行气活血；水不涵木而经闭者，宜滋肾养肝。这里既体现了中医的辨证论治，又体现了治病求本的思想，从某种角度来讲，也可以理解为"滋其化源"，即解决疾病发生的源头，这个词还有另一层意思，就是调补脾胃。在《妇人大全良方·暴崩下血不止方论》中说："大法当调补脾胃为主。"在《妇人大全良方·产宝方·序论》中说："若脾胃虚弱，不能饮食……难于子息。"这都说明调护脾胃在治疗妇人病中的重要性。

（五）活血化瘀为治疗大法

气血失调是妇产科疾病的重要机制之一，妇女的经、孕、产、乳均以血为用，这就容易导致机体血分不足、气分有余。妇人经期或产后血室正开之时，胞宫冲任二脉气血变化急骤，外邪易乘虚而入，导致气血运行不利，冲任二脉损伤而导致疾病。瘀血内停，留滞冲任，不通则痛；瘀阻胞脉，两精不能相合则不孕；瘀血留滞日久则形成癥积。《妇人大全良方》中说："夫妇人疝瘕之病者，由饮食不节，寒温不调，气血劳伤，脏腑虚弱，受于风冷，冷入腹内，与血相结所生。疝者，痛也；瘕者，假也。其结聚浮假而痛，推移乃动也。妇人之病有异于丈夫者，或因产后血虚受寒；或因经水往来取冷过度，非独因饮食失节，多夹于血气所成也"；"若经道不通，绕脐寒疝痛彻，其脉沉紧，此由寒气客于血室，血凝不行，结积血为气所冲，新血与故血相搏，所以发痛。譬如天寒地冻，水凝成冰"。经期产后血室正开之时，如果恰逢气候骤冷，感受寒凉，或冒雨涉水，寒邪外袭；或素体阳虚，又过服寒凉生冷，寒从内生。寒为阴邪，性主收引凝敛，阳气抑遏，脉络收引，血行不畅，瘀血阻滞而发病。此外，如果脏腑功能失常，也可直接或间接地影响到冲任、胞宫而发生妇科疾病。肾为先天之本，主藏精，主生殖，为胞脉所系。如果肾亏精少，胞脉失于濡养，冲任气血不足，使气血运行不畅，瘀血留滞，也会导致妇科病。肝藏血，主疏泄，喜条达，如果因为恼怒忧郁伤肝，肝失疏泄，气机郁滞就会导致血行不畅，瘀阻冲任而导致妇科病。脾主运化，主统摄血液，为后天之本，气血生化之源。如果脾的功能失常，就会导致经血失约束而不循常道，溢出经脉之外为瘀，进而成为致病因素引发疾病。《妇人大全良方》曾论述道："夫妇人腹中瘀血者，由月经滞涩不通，或产后余秽未尽，因而乘风取凉，为风冷所乘，血得冷则成瘀血也。血瘀在内则时时体热面黄，瘀久不消则变成积聚癥瘕也。"《妇人大全良方》亦云："若经血未尽而合阴阳，即令妇人血脉挛急，小腹重急、支满，胸胁腰背相引，四肢疼痛，饮食不调，结牢恶血不除，月水不时，或前或后，因生积聚如怀胎状。邪气盛甚，令人恍惚多梦，寒热，四肢不举，阴中生气，肿内生风，甚者害于小便，小腹筑痛、淋沥，面色黄黑，则不复生子。"这段文字说明瘀血可致月经不调、癥瘕积聚、痛经、不孕等妇科疾病。

陈自明认为，活血化瘀是治疗妇科病的常用方法，临床上运用得当常常会取得很好的疗效。在《妇人大全良方》一书中记载了多首活血化瘀的方药，比如，书中说："桃仁丸治妇人腹内有瘀血，月水不利，或断或来，心腹满急。桃仁、大黄炒，各三两、虻虫炒，去翅足、水蛭各四十枚，炒焦，上为末，炼蜜丸如梧桐子大。每服五丸，热酒吞下。未知，加至八丸。"又如"桃仁煎治妇人血瘕血积，经候不通。桃仁、大黄各一两，虻虫半两，炒黑，川朴硝二两。如鲜血来即止，续以调血气药补之"。此外，还有治疗寒凝血瘀胞宫的方药：温经汤与桂枝桃仁汤。温经汤方：当归、川芎、芍药、桂心、牡丹皮、莪术各半两、人参、甘草、牛膝各一两。上咀，每服五钱。水一盏半，煎至八分，去滓温服。桂枝桃仁汤：桂枝、芍药、生地黄各二两、桃仁制，五十个、甘草一两。上为粗末，每服五钱。水二盏，姜三片，枣一个，煎至一盏，去滓温服。陈自明认为："若经候顿然不行，脐腹隐隐作痛，上攻心胁欲死。或因为月经不行，结积成块，脐下如覆杯，久成肉癥，不可复治。"如果由于惊恐、忧思、情志不舒致病，气滞则血结，以"气主先之，血主后之，宜服桂枝桃仁汤。不瘥，宜地黄通经丸。已成块者，宜万病丸"。

气机郁滞导致血行不畅，形成瘀血，它也会导致津液输布不利而形成痰湿，因此痰湿和瘀血常常并见。在《妇人大全良方》中创制了多个治疗痰瘀互结的方子。比如"蓬莪术丸，治妇人癥痞，腹胁刺痛，令人体瘦，不思饮食。莪术三分、当归炒、桂心、赤芍药、槟榔、枳壳、木香、昆布、琥珀各半两、桃仁、鳖甲、大黄各一两，上为末，炼蜜丸如梧桐子大。食前，粥饮下二十丸。"从方药组成来看，不仅有活血化瘀的药物，还配伍有行气化痰的药，如槟榔、枳壳、昆布等。

三、妇产病用药特点总结

（一）用药频次及规律探究

有研究者运用方剂计量学方法，对《妇人大全良方》中的药物进行统计分析，归经排在前6位的依次是脾、肺、肝、心、胃、肾经；书中使用补气、补血药为多；使用频率排在前 10 位的药物依次为当归、甘草、白芍、生姜、人参、川芎、茯苓、肉桂、生地、大枣。在用药功效分析中，补气药使用居首位，以下依次为补血、发散风寒、温里、活血止痛、清热燥湿、利水消肿、清热凉血、理气、清热泻火。书中使用温而兼平药物多，寒性、微寒药物的使用次之。在用药五味方面，多以使用甘苦味药物为主，少数以甘辛为主。可能是由于妇科疾病的发生机制多与"风冷致病"有关，书中用药偏于辛热温散，常用药物有桂心、肉桂、莪术、当归、川芎、半夏、附子、细辛、干姜、人参、熟地黄等。治疗月水不调的两方紫石英丸、加减吴茱萸汤中用肉桂，姜黄散、桃仁散用桂心，陈自明善用莪术主治妇人经、孕、产、杂等病证。当然，陈自明也不尽以辛热温散通治妇科百病。他强调"当知阴阳，调其气血，使不相胜，以平为期"。这即是说明临证必须辨证论治，才不致治疗错误。比如，陈自明在《妇人大全良方·妇人伤寒伤风方论第九》篇中说："若妊妇伤寒，药性须凉，不可行桂枝、半夏、桃仁等药"，这是告诫后人针对热盛者当慎用温燥。

（二）分不同生理时期用药

妇人具有与男子不同的特殊生理功能，即经、孕、产、乳，因此就具有了特殊的病理特点，临证时男子妇人即使患同样的疾病，治则往往不同。从《妇人大全良方》中可以看出，陈自明在治疗妇人疾病时，特别重视其所处的特殊生理阶段，如月经期、妊娠期或哺乳期等。《妇人大全良方》中记载了治疗月经病的一些用药经验，如月经不调用当归、川芎、白芍；经闭用红花、泽兰、牛膝；痛经用延胡索、香附、木香；经水过多则用阿胶、槐花和其他炭类药物等。治疗月经病，反对滥用通经或泻下药。这些经验至今为妇科临床所遵循。关于妇人妊娠期用药，陈自明提出："妊娠用药，宜清凉，不可轻用桂枝、半夏、桃仁、朴硝等类。凡用药，病情退则止，不可尽剂，此为大法"；"妊娠胎动，或饮食起居，或冲任风寒，或跌仆由触，或怒伤肝火，或脾气虚弱，当推其因而治之。若因母病而胎动，但治其母，若因胎动而病，唯当安其胎"。同时，他还指出牛膝、三棱、干漆、大戟、巴豆、芒硝、牵牛子、芫花、桃仁、藜芦等药，对胎儿都有不同程度的不利影响，有可能引起流产或早产，在妊娠期应禁用或慎用。《妇人大全良方》还记载了妊娠早期诊断方法："欲验有胎，川芎为末，空心煎服，艾汤调下，腹内微有动则有胎。"这是有一定科学道理的。

（三）分不同年龄选择用药

按照年龄，陈自明将妇人分为 3 个阶段，即室女、已婚、七七天癸数尽之后，这与西医学所划分的青春期、性成熟期及围绝经期是一致的。西医学认为，女性一生中会经历不同的成长阶段，每一阶段都有不同的生理病理特征，掌握每一阶段的生理病理特征对诊治疾病有着重要的意义。陈自明在论及妇人月经不调的病因时指出，室女多为"积想在心，思虑过度"，而七七数尽的妇人多为肝肾虚热。如果临证时不重视两者的差别，就抓不住病因病机，不能取得好的临床疗效。

（四）治疗妇人病的通用方

根据"同病异治，异病同治"的思想，陈自明提出了通用方治疗妇女疾病，他在《妇人大全良方》中说："夫通用方者，盖产前产后皆可用也。或一方治诸症，不可入于专门，当变通而施治，乌可泥也。"他提出"妇人以血为基本"，治疗上强调"调其血"，主张用加减四物汤作为通用方。陈自明说："四物汤妇人多用者，以其不问产前产后，经水多少，皆可通用。"他用四物汤灵活加减，治疗血虚月经不调，腰腹作痛，崩中漏下，半产产后，恶露内停，或去血过多而痛，妇人胎前产后诸疾。他说："加减四物汤治妇人经病，或先或后，或多或少，疼痛不一。腰、足、腹中痛，或崩中漏下，或半产恶露多，或停留不出，妊娠腹痛下血，胎不安，产后块不散，或亡血过多，或恶露不下，服之如神。"这对后世治疗妇科病有重要指导意义。

（五）药物剂型、用法和炮制探究

综观《妇人大全良方》全书，就药物剂型来说，多以丸散为主，兼以汤液。关于药物的用法，其方法灵活多样，绝不单一，如琥珀散以"温酒调下，服后以食压之"，通经丸"以米醋熬成膏……淡醋汤下"，葱白散以"水一盏，连根葱白二寸拍破，盐半钱，煎至七分，温服"，蓬莪术丸"食前粥饮下"，干漆丸"用枣肉和丸……于日未出时煎苏木汤吞下"，延胡索散"并皆童子小便、酒、红花同煎调下"，香术散"空心盐汤点服"，滋血汤"水一盏，姜三片，煎七分，去滓温服"。

陈自明非常强调药物的炮制，他在《妇人大全良方》之首专列"辨识修制药物法度"一篇，以此告诫后学者要重视，他指出："凡药有宜火、宜酒者，有用子、用皮者，有去子、去皮者，有去苗、芦者，有别研入药者，有煎成汤去滓后入者，若此之类，各各不同。今备于前，无复更注于逐方之下。"在此书中陈自明强调指出，官桂"愈嫩则愈厚，愈老则愈薄。仍用紫色紧卷者，去皮至有油处，别为末用"；五味子以"色黑内有羊肾者佳。入补药中宜炒用，入嗽药中宜生用"；石斛应当"拣色黄如金、大者，去根皮，细切，用好酒浸一宿，蒸一炊久，慢火炒燥秤用"；莪术应当"用湿纸裹，炮令香软，细切。或更用盐醋浸半日用"；紫石英、雄黄、禹余粮等矿物类药则要"研令极细，或用水飞尤妙"。

（六）关于剂型与用药剂量

《妇人大全良方》中药物剂型以丸散居多，也有汤药。陈自明对于丸散的用量较轻。以妇科名方"温经汤"为例，全方共有九味药物，其中当归、川芎、芍药、桂心、牡丹皮、莪术各半两，人参、甘草、牛膝各一两，但是，陈自明指出"上㕮咀，每服五钱"。再如，滋血汤的组成有当归、川芎、芍药、人参、麦冬、牡丹皮、阿胶各二两，琥珀三分，酸枣仁、粉草、桂心各一两，半夏曲一两半，用药总量为十八两有余，但"每服三大钱"且"一日三服"，故每日服用九钱。与丸散比起来，有学者研究认为，《妇人大全良方》书中载录的诸多方剂皆承汉唐"大汤剂"之遗风，用药量与汉唐基本处于同一剂量水平。如"治妊娠遍身痛，或冲心欲死，不能饮食。白术五两，黄芩二两，芍药四两，上水六升，煮取二升半，分为三服"，再如"治妊娠冷热，腹内不调，致胎不安。艾叶二两，当归、干姜各三两，川芎四两，上以水四升，煮取二升，分温四服，不过两剂"。

四、关于妇人体质的论述

体质学说是中医基本理论里面一个非常重要的组成部分，它是指在个体生命产生、延续和发展过程中，在先天遗传和后天获得的基础上表现出来的在形态结构、生理机能和心理状态方面综合的、相对稳定的特质，它反映在生命过程的某些形态特征和生理特性方面，对自然社会环境的适应能力方面，以及在发病过程中对某些致病因素的易感性和病理过程中疾病发展的倾向性。体质的形成与很多因素有密切关联，分为先天因素和后天因素，它是多种因素综合作用的结果。一般说来，内因决定事物的性质和发展方向，外因起着加速和延缓的作用。在体质的形成要素里，先天因素对体质起着决定性的作用，后天因素，如地理环境及气候因素、饮食、年龄性别、劳逸、房事等，则对体质产生及变化产生促进或延缓作用。研究体质问题，不仅有助于指导疾病的预防，而且对于治疗疾病也有很大的帮助作用。就妇人来说，陈自明认为，妇人属阴，其先天禀赋和后天特殊的生理特点决定了其具有特殊的体质，陈自明将它概括为"妇人以血为本"。

（一）妇人体质特点的形成

关于妇人特殊体质的形成原因和条件，在《妇人大全良方》一书中陈自明做了详细阐述。生命的产生，人体之成形，都来自于父母之精，父母体质强壮，精气充旺，则子女出生时体质也强壮，反之，子女出生时体质就羸弱。因此，子女的体质禀受于父母，陈自明说："父少母老，产女必羸；母壮父衰，生男必弱。"（《妇人大全良方·胎教门受形篇》）。女性的体质形成与母亲的关系较为密切，在晋代医家葛洪所撰写的《肘后方》中说："男从父气，女从母气。"陈自明认为："阳精先入，阴血后参，精开裹血，血入居本，而女形成矣"（《妇人大全良方·胎教门受形篇》），妇人在先天上就禀赋于母血，血为妇人生命产生之根基。

对于妇人来说，在离开母体之后，生长到十四岁就会月经来潮，之后又会经历妊娠、生产，这些生理活动都是以阴血为基础的，一方面妇人对阴血的需求能力要求较高，另一方面妇人会经常处于一种阴血亏虚的状态。陈自明引用《黄帝内经》中的文字表述说："二七天癸至，任脉通，太冲脉盛，月事以时下"，在这期间，精血按时而下，导致此时期的女性机体处于血虚的潜在状态。妇女怀孕之后，精血下注以养胎元，则女性机体精血相对亏虚，不能滋养机体脏腑，导致脏腑处于血虚的状态，容易引起生命活动的失常。在妇女生产过程中，由于生产会导致气血耗伤。妇人生产之后，身体阴血亏虚，机体内瘀血不能及时排出体外，导致机体就处于百脉空虚、多虚多瘀的体质状态。另外，妇女在哺乳期间，对阴血的需求也较高，如果调养不当，也会导致阴血亏耗。因为女性乳汁是气血所化生，正如陈自明所说："夫冲任之脉起于胞内，为经脉之海。手太阳小肠之经、手少阴心之经也，二经为表里。心主于血，上为乳汁，下为月水也。"（《妇人大全良方·卷一·调经门·室女月水不通方论第八》）

综上所述可以得出这样的结论，在先天和后天因素共同作用下，决定了妇人"以血为本"的体质特点，它伴随在女性成年后的生命活动过程中。妇人体质一旦形成就会固定下来，正如陈自明所说"体有刚柔，脉有强弱，气有多寡，血有盛衰，皆一定而不易也"。（《妇人大全良方·胎教门》）。当然，就体质形成而言，先天因素是主导的，后天因素也不可忽视。比如，后天不善摄生，脾胃损伤，或先天脾胃不足，气血生化不足，或妇人情志因素不顺，忧愁思虑过度，损伤心脾，心主血，脾统血，气血生化乏源，妇人之血得不到正常的补充，加上月经的亏耗，容易产生血虚的体质状态，正如陈自明所说"世有室女、童男，积想在心，思虑过当，多致劳损"（《妇人大全良方·调经门室女经闭成劳方论》）。由于阴血亏虚不能涵养肝体，导致肝阳亢盛，肝气郁滞，脾不运化，又会产生痰、湿、瘀、热，导致体质状态更加复杂。

（二）妇人体质特点与疾病发生

陈自明认为："夫人之生，以气血为本。人之病，未有不伤其气血者也"（《妇人大全良方·调经门室女经闭成劳方论》），因此，妇人发病以气血亏虚、体质虚弱为内在条件，这种发病的内在条件贯穿在妇人经、带、胎、产、杂疾病的发生发展过程中。对妇人来说，正常的月经来潮对机体的阴血是一个很大的消耗。如果妇人身体健康无病，每次月经过后注重自身的调护保养，生理损失的阴血都能得到及时恢复。但是，对于那些素体禀赋较弱或有疾病缠身，精血亏损的患者，其本身阴血就不足，再加上妇人妊娠、生产、哺乳和内伤情志等因素影响，就会形成阴血亏虚的病理状态，这样既容易引起脏腑阴阳气血的失衡失调，还会感受风冷邪气。

综观《妇人大全良方》全书，大部分妇科疾病的发生与气血亏虚，感受风冷外邪有关系。例如，在调经门中月水不调、月水不通、月水行或不行、心腹刺痛、月水不断、暴崩下血不止等月经病都是由于劳伤气血所致。另外，妇人经血化生正常与否与其他疾病的发生也有密切关系。陈自明提出："月者，以月至，经者，有常也。其来不可过与不及、多与少，反此皆谓之病。不行尤甚，百疾生焉"。根据《妇人大全良方》的描述，"产后门"和"妊娠门"中的众多疾病也与阴血亏虚具有密切关系。

（三）妇人体质特点与疾病治疗

对于妇人病的治疗，陈自明多从阴血的角度立法和处方用药，他提出"男子调其气，女子调其血"；"气血，人之神也，不可不谨调护"；"然妇人以血为基本，气血宣行，其神自清"（《妇人大全良方·调经门》），这些论述都说明在治疗妇科疾病时，要始终重视养血调血。他认为："妇人将摄顺理，则血气调和，风寒暑湿不能为害。若劳伤气血，则风冷乘虚干之"（《妇人大全良方·众疾门》）。《妇人大全良方》众疾门中所列的通用方几乎全是养血调血的方药，其中比较著名的是四物汤加减。关于此方的运用，陈自明说："自皇朝以来，名医于此四物中增损品味随意……无不得其效者，然亦非只妇人之疾可用而已"(《妇人大全良方·众疾门通用方序论》)。陈自明用四物汤治疗血虚寒凝的疾病时,去地黄加干姜,理由是地黄具有阴柔之性,血得寒则凝,瘀得温则消,故干姜辛温能促进血液流通。治疗瘀血导致的痛经,常用四物汤加一些活血化瘀药和温性药,因为妇人血瘀的产生多由于血虚寒凝,除了补血以外,还要温通血脉,使血液活动起来。陈自明常用的温性药物是桂心,常用的活血止痛药物是延胡索与蒲黄。在《妇人大全良方》中,陈自明通过加减化裁四物汤治疗了很多妇人疾病,充分考虑了"妇人以血为本"的体质特点。

补养阴血离不开促进脾胃的正常运化功能,对于阴血不足之病证,通过健运脾胃就可达到补益阴血的作用。陈自明认为"胃气虚不能消化水谷,使津液不生血气"。所以,在许多妇科疾病的治疗过程中陈自明都会加入健脾益气的药物。例如,磁石丸治疗妇人阴气衰弱,血枯不荣,月事不来。它的药物组成有磁石、白茯苓、炮附子、干地黄、人参、当归。在此方中,陈自明用人参、白茯苓以调补脾胃,配伍当归、地黄以生血。由此观之,陈自明通过调补脾胃以生阴血,这是他针对妇人体质特点确定的治本之法。

冲为血海,任主一身之阴,肾主藏精,如果机体肾气强盛,冲任二脉气血调和,女子月经就能按时来潮,妊娠期间有充足的气血滋养胞胎。如果冲任二脉受到损伤,就会产生众多疾病,例如月水不通、月水不利、月水不断、崩中漏下、胎动不安、妊娠胎漏下血等。因此,陈自明治疗疾病时强调要固护冲任,常用的药物有阿胶、熟地,这些药物都是滋补阴血的。由此可知,陈自明固护冲任的目的也是通过补养阴血来实现的。这一认识对后世关于妇人疾病的预防和调护有重要的指导意义。

五、 关于妇科护理的论述

在《妇人大全良方》一书中,陈自明特别重视妇科护理方法。他在妊娠、坐月、生产、产后门分别详细论述了妇人护理知识。对于妊娠护理,他在《妇人大全良方·娠子论第二》中说到:"自妊娠之后，则须行坐端严，性情和悦，常处静室，多听美言，令人讲读诗书、陈礼说乐，耳不闻非言，目不观恶事，如此则生男女福寿敦厚、忠孝贤明。"为了保证产妇能有足够体力以待正常分娩，他提出妇人"生产时，不可多人喧哄……"，产妇要"熟忍"，宜"用力存养调停"。对于妇人生产之后的护理，陈自明指出：若妇人生产后未满月，不宜多语、嬉笑、惊恐、忧惶、哭泣、思虑、患怒、强起离床行动，久坐或做针线，恣食生冷、坚硬果菜、肥腻鱼肉之物，以及不避风寒、脱衣洗浴或冷水洗灌，如果不加注意，则满月之后即成褥劳。此外，妇人产后百脉空虚，气血虚弱，脏腑劳伤，补虚要注意适可而止，不能补得太过。

第一节 月经病用药心法

陈自明在《妇人大全良方》一书中开篇明确提出:"凡医妇人,先须调经",这一方面说明妇人病和月经有密切关联,另一方面为我们治疗妇人病指出一个切入点。对于女子来说,月经是怎样形成的,它有什么样的生理规律? 月经和妇人疾病的发生之间究竟有何关联呢? 什么因素会导致月经病? 月经病有何临床表现? 如何治疗月经病呢? 对这些问题,陈自明在参考前人的论述基础上,并结合自己的临证实践经验作了详细论述。

一、 对月经现象的解读

陈自明引用《黄帝内经》中岐伯的话来进行论述,他说:"女子七岁肾气盛,齿更发长;二七而天癸至,任脉通,太冲脉盛,月事以时下。"什么是天癸呢? 陈自明解释说:天,谓天真之气降;癸,谓壬癸,水名,天一生水,故云天癸也。这个天癸和女子的月经有直接关联,换句话说,女子到了十四岁,天癸开始产生了,才会出现月经现象。所谓天癸乃是肾气盛的产物,是促进性机能成熟的一种重要物质。肾气之充盛,天癸之产生,任脉之气通,冲脉之血盛,乃是产生月经的主要条件。同时,肾气、天癸、冲任三者之间存在着相互依存、互相资助的关系，是调节月经周期的中心环节，它们的活动受到人体其他脏腑与气血的影响。陈自明的这些论点无疑是对《内经》天癸理论的引伸，使我们明确认识了月经产生的机制。但是，女子为何会"月事以时下"呢？关于这个问题，陈自明认为，它与人体的两条经脉有关，即冲脉和任脉。冲脉主十二经脉气血，故为血海，任脉主胞胎，主人体一身之阴。如果人体"肾气全盛"，那么冲任二脉就会舒畅流通，经血逐渐充盈，故而能够应时而下。这就是女子月经现象为何有规律出现的缘由。

二、 月经失常，百病由生

陈自明在《妇人大全良方》一书中依据《内经》中"女子二七而天癸至，任脉通，太冲脉盛，月事以时下"的认识，对月经的周期性作了科学的表述，他提出："月者，以月至，经者，有常也"；"常以三旬一见"。如果女子月经周期超过或者没达到三旬，这就是一种月经失调的病理现象，正如他在书中所说："其来过与不及，皆谓之病。"关于女子月经失常和妇人病的关联，陈自明说道："凡医妇人，先须调经"；"经脉不调，众疾生焉"；"若遇经脉行时，最宜谨于将理。将理失宜，似产后一般受病，轻为宿疾，重可死矣"。这里他很明确地指出，女子在月经期间一定要注意调养护理身体。如果调养不当或失了护理，就会得病，并且这种情况下生病如同产后得病一样，言外之意是说，这两种疾病都是在身体气血亏虚的情况下受病的，轻者会留下病根缠绵难愈，严重者可能会丢掉性命。因此，女性对于月经期的调养护理不可不慎重。为了减少或预防月经病的发生，陈自明首先提出经期卫生的主张，他说："若遇经行，最宜谨慎，否则与产后证相类，若被惊怒劳役，则血气错乱，经脉不行"，也就是说，女子在月经期间，精神不宜过度紧张，身体不宜过于疲劳，不然会引起月经病发生。具体来说需要做到的事情包括：心情保持舒畅，衣着适应寒温，饮食清淡，不要过食辛辣生冷，避免过度劳累和剧烈运动，保持外阴部的清洁，等等。在这些内容里面，保持情志舒畅是经期保健的重要环节。根据《妇人大全良方》的描述，引起女子月经失常进而发生妇人病的因素很多，其中风冷、劳倦和情志是常见的因素。就情志因素的影响来说，女子月经期间，因为受到惊吓，则容易导致血气错乱，经脉突然停止不来。经血逆于身则为"血分、癥瘕等疾"。如果在月经期间，因心情不爽而大生恚怒，则会导致气机逆乱，气逆则血逆，如果气血逆于腰腿部位，则临床表现为遇经行时腰腿痛重，过了月经期则症状减轻或消失。如果气血逆于头、腹、心、肺、背、胁、手足之间，则遇经行之时，会出现相应部位的临床表现。如果发怒太过则会损伤肝脏，因而产生眼晕、胁痛、呕血、痈疡之类的疾病，同时还会伴见经血渗漏、淋沥不止。如果在月经期间从事劳力太过，就会产生虚热，进而产生疼痛证候。特别要注意的是，在月经期间感受风冷邪气为病，如果迁延日久不能痊愈，就会变生出多种病证。这些病因在疾病发生之初可能不易觉察，往往容易忽略，但是其引发的疾病却是很严重的，正如陈自明所言："所谓犯时微若秋毫，感病重如山岳，可不畏哉！"因此，一定要引起重视。

除了经期护养不当导致月经失调外，在《妇人大全良方·精血篇论》中，陈自明还提出女子婚龄问题也会引起月经失常，他说："女人天癸既至，逾十年无男子合则不调，未逾十年思男子合亦不调。不调则旧血不出，新血误行，或溃而入骨，或变而为肿，后虽合而难子，合多则沥枯，虚人产众，则血枯杀人。"根据陈自明的看法，女子应该在 24 岁左右考虑出嫁问题，因为这个年龄是女子阴血最充盛的时期，如果女子结婚过早或过晚，常常会引起月经不调。

三、 精血对月经的影响

精血与妇人月经及其疾病也是有很大关系的。陈自明认为，精血对男女的生理意义是不一样的，男子以精为贵，女子以血为用。但是，精血都来源于饮食水谷，如他所说："饮食五味，养髓、骨、肉、血、肌肤、毛发。"对男女来说，精血的产生和溢满时间规律是不同的。他说："男子为阳，阳中必有阴，阴中之数八，故一八而阳精升，二八而阳精溢。女子为阴，阴中必有阳，阳中之数七，故一七而阴血升，二七而阴血溢。"当精血产生的时候，人体就会出现诸如"智虑开明，齿牙更始，发黄者黑，筋弱者强"的生理变化。等到精血满溢之时，除了供应机体所需之外，多余的精血就会向体外溢出，故而男子会出现精满则溢，女子则出现月事以时下，此时男女就具有了为人父母的生理条件。此外，对于女子来说，如果房事缺乏或过度，精血耗伤，也会导致月经病。他举例说，女人天癸既然已经到了，如果"逾十年无男子合"，则会出现月经不调；如果"未逾十年思男子合"，也会出现月经不调。因为月经不调则会导致旧血不能顺利排出，新血运行不走常道，就会出现"或渍而入骨，或变而之肿，或虽合而难子"。如果房事过度，就会出现"沥枯、虚人"之类的疾病。如果因为生产、哺乳孩子多，则会导致血枯而丢掉性命。

四、月经失常的病理机制

在《妇人大全良方》一书中，陈自明概括性地阐述道：月经是女子正常的生理现象，通过它能了解人体阴阳的盛衰。正如他所说"经者常候，谓候其一身之阴阳愆伏，知其安危"。因此，如果女子月经不能按月来潮，经期或提前或推后，经量或多或少，这都是月经病。他从阴阳的角度来阐述月经病的病理机制。如果机体阳偏盛，则月经提前而来；如果机体阴偏盛，则月经后时而至。在月经量方面，"乍多乍少，或断绝不行，或崩漏不止"，这些病变也都是由阴阳衰盛和寒热之邪所导致。

气和血是人体生命活动得以维系的基本物质，因此不可不细心调护。对于女子来讲，"月水如期，谓之月信"。如果气血调和，那么血室里血液不会蓄积，月经正常；反之，血室血液凝结，则会出现寒热之病变。如果女子月经突然不来，可能是血凝成孕，这是正常的现象。排除这种情况，如果月经不来，可能是因为感受风热，或风寒，或内受邪热，伤于经血，故经血不通。此外，由于脾胃虚弱，不能饮食，气血生化无源，也会导致经血不来。当然，这种情况下，由于营卫气血的不足，会伴见"肌肤黄燥，面无光泽，时发寒热，腹胀作痛，难于子息"的证候。由于胞宫感受冷热邪气，"久而劳损，必夹带下，便多淋沥，忽致崩漏"，这是临床上很常见的疾病现象。此外，由于血室气血不得宣通，或结于气，表现为"腹中如块，忽聚忽散"，或结于血，表现为"腹胀，时作寒热"，这是形成了癥瘕积聚。在月经周期上通常会表现为经期提前或推后，或先后不定期，月经虽然通行，但是经量或多或寡。总地来说，陈自明认为月经病的形成主要是由于气血亏损、肝脾失调、冲任二脉失养所致。女子以血为本，如果"气血宣行"，那么其一切生命活动正常，故曰"其神自清"。在《妇人大全良方》中，陈氏对气血关系作了精辟论述："夫人之生以气血为本，人之病，未有其不先伤其气血者"；"气血者，人之神也，然妇人以血为基本，苟能谨于调护，则血气宣行，其神自清，月水如期"。脏腑调和，则血气充实，精神健旺。

《妇人大全良方》中还十分强调肝脾二脏，尤其是对闭经的妇女，"妇人月水不通，或因醉饱入房，或因劳役过度，或因吐血失血，但滋其化源，其经自通"；"若妇人脾胃久虚，以致气血俱衰，遂而月经不行"，这说明妇女以血为本，血生化于脾胃，藏受于肝，肝脾二脏是月经的化源。《妇人大全良方·产宝方》论曰："若是室女经脉不通，初因贪食酸咸之物，遂致血脉干涸，变成劳疾。"此段论述说明饮食不节是导致室女经闭的原因。因室女大多年幼无知，不知保养，在经期难以做到忌口，常贪食酸咸之物，以致收涩津液，血脉干涸。

关于冲任二脉，陈自明认为："冲为血海，任主胞胎。二脉流通，经血渐盈，应时而下，常以三旬一见，以象月盈则亏也"；"冲任二脉皆起于胞中，为经络之海。上为乳汁，下为月水"，这说明冲任二脉之功能与妇女的月经生理现象密切相关。他又说"肾气全盛，冲任流通，经血既盈，应时而下，否则不通"，倘若"妇人月水不利者"则是"伤于冲任之脉故也"。又云"妇人冲任二脉为经脉之海，外循经络，内荣脏腑，若阴阳和平，经下依时"，所以"妇人病有三十六种，皆由冲任劳损而致"。

就月水不通来说，根据《妇人大全良方·月水不通方论第六》中的描述，其病因病机为劳伤血气致令体虚，受风冷邪气客于胞内，伤损冲任之脉，并手太阳、少阴之经，致胞络内血绝不通。风冷伤其经血，血性得温则宣流，得寒则涩闭。既为风冷所搏，血结于内；或者因为胃气虚，不能消化水谷，使津液不生血气；或者醉以入房则内气竭绝，伤肝；或有所堕坠；或室女、童男，积想在心，思虑过当，多致劳损。男子则神色先散，女子则月水先闭。血枯之病，陈自明根据《黄帝内经·腹中论篇》描述指出："此得之年少时，有所大脱血；若醉入房，中气竭，肝伤，故月事衰少不来也。"

关于崩漏，陈自明认为病因为劳伤、风冷、肾虚、脾虚、血瘀、血热等造成冲任二脉功能失调，冲任不固，不能制约经血，从而导致崩漏的发生。他说："夫妇人崩中者，由脏腑伤损冲脉、任脉，血气俱虚故也。冲任之脉为经脉之海，血气之行，外循经络，内荣脏腑。若无伤损，则阴阳和平而气血调适，经下依时。若劳动过多，致脏腑俱伤，而冲任之气虚，不能约制其经血，故忽然暴下，谓之崩中暴下。"

关于痛经，《妇人大全良方·室女月水不通方论第八》中陈自明指出："肾气全盛，冲任流通。"反之，肾气不充，冲任气血运行不畅，必引起疼痛。

关于经行头痛，《妇人大全良方·调经门》中云："妇人脏腑调和，经脉循环，则月水以时而无病。"头为精明之府，脏腑之精气皆荣于头，脏腑病气也可循经上扰于头。女子以血为本，冲脉附于肝经，肝体喜阴喜柔，主疏泄条达。经行之时，阴血下蓄于胞宫，不能滋养肝体。肝肾同源，肾气亦虚，推动无力。肝肾不足，气滞血瘀，筋脉失养，清窍被扰，脑络不通，故见经行头痛。

五、月经病的论治方法

月经病究竟该如何治疗呢？陈自明指出："大率治病，先论其所主。"意思是说疾病治疗要抓住主要问题所在。他说，男子注重调其气,女子要注重调其血。故陈自明论治月经病遵循"以血为本,气血并治"的原则。因此,调理气血,便成为临床上治疗月经病的重要准则。例如,陈自明使用通经丸治疗室女月水不通、疼痛、血瘕。在血枯病的论治中,他采用《黄帝内经》中"以四乌鲗骨一藘茹,二物并合之,丸以雀卵,大如小豆,以五丸为后饭,饮以鲍鱼汁,利肠中伤及肝也"的方法,另外还有苁蓉丸、干地黄汤、磁石丸等方剂。

除了从气血调治外,陈自明还提出以肝脾为主要环节,以调治肝脾为重点。比如,治疗闭经,陈自明认为要特别重视调理气血、脾胃。他在《妇人大全良方·室女月水不通方论第八》中提出:"女子十四而天癸至,肾气全盛,冲任流通,经血既盈,应时而下,名之月水,常以三旬而一见,谓之平和也。若衍期者,由劳伤血气壅结,故令月水不通也。"以上论述说明只有机体气血平和,月水才能如期而至,而导致闭经的病机无外乎两个方面,一是气血亏虚,二是气血壅结。中医学认为脾胃为气血生化之源。《妇人大全良方·精血篇第二》中说:"饮食五味,养髓、骨、肉、血、肌肤、毛发。男子为阳,阳中必有阴,阴中之数八,故一八而阳精升,二八而阳精溢。女子为阴,阴中必有阳,阳中之数七,故一七而阴血升,二七而阴血溢。皆饮食五味之实秀也。"以上论述说明人体是通过脾胃吸收水谷精微来化生气血的,换句话说,饮食五味是制造气血的原料,而脾胃是生产气血的加工厂。《妇人大全良方·产宝方序论第三》中说:"脾胃虚弱,不能饮食。食既不充,荣卫抑遏,肌肤黄燥,面无光泽……"这段文字说明妇人以血为本,肌肤的润泽有赖于津血的濡养,而津血的生成则源于脾胃对食物的运化。在《妇人大全良方·月水不通方论第六》中说:"肠中鸣则月水不来,病本在胃,胃气虚,不能消化水谷,使津液不生血气故也……月水不通,久则血结于内生块……脾胃虚弱,变为水肿也。所以然者,脾候身之肌肉,象于土,土主克于水。水血既并,脾气衰弱,不能克消,致水气流溢,浸渍肌肉,故肿满也。"这段文字说明脾胃受病,不能化生气血,导致月水不通,此外,还会导致瘀血结块、水肿证候。对人体来说，脾脏除了化生气血外，还具有统摄血液正常运行于经脉的功能。如果脾失统摄，血液就会溢出脉外，女子也会出现月经的异常。此外，就气机来说，脾主升，胃主降，脾胃为人体气机升降的枢纽，如果内生火热、痰湿困遏脾胃，也会导致人体气血运行失调。调理脾胃包括两方面，一方面体现在补益正气，健运脾胃，另一方面体现在祛除困阻脾胃的邪气。

在妇科疾病的治疗中，他还很重视冲任二脉。冲脉为总领诸经气血之要冲，能调节十二经之气血，故调经将冲任二脉置于非常重要的地位。就崩漏来说，陈自明提出："冲为血海，任主胞胎，肾气全盛，二脉流通，经血渐盈，应时而下"；"夫妇人崩中者，由脏腑伤损冲脉、任脉，血气俱虚故也。"冲任之脉起于胞内，冲任受损，制约无权，则崩中漏下，补益冲任为固经之本。冲任二脉，肝肾所主。陈自明治疗崩漏多选用阿胶、龟甲、鳖甲、龙骨、牡蛎、鹿茸、乌贼骨等血肉有情之品，滋补本源，补益肝肾，固涩冲任。冲任气虚，血失统摄，经必妄行。他提出："若劳伤冲任，气虚不能制其经脉，血非时而下，淋漓不断，谓之漏下也。"因此，治疗崩漏皆以参、芪益气固冲。又如治"邪气伏留，滞于血海"之牡丹丸，方中人参半两，不少于君药丹皮；治"月水不断，口干心烦"之续断丸，黄芪用一两，与续断、熟地之君药等量；温阳止崩之禹余粮方，方中以人参大补元气；又方以黄芪煎汤送服凉血化瘀之丸，治"崩中下血久不止，或赤或黑、脐下痛"，用参芪和龟甲等配合"治崩中泄血无度，经年淋漓"等，这些均体现了益气固冲治法。

冲脉为气血之海，如果感受邪热，血液必然妄行。陈自明认为，邪热有虚实之分，以月经"色明如水下"为虚，月经"色赤、黑"为实。妇人血室有热，漏下不止者，以金华散治之。方中石膏二两，丹皮、瞿麦各一两为君。胃为中土，冲脉隶属于阳明，血室居下焦，石膏解三焦气分之热。瞿麦入心、小肠之经，陈自明认为："手太阳小肠之经也，手少阴心之经也，此二经为表里，主下为月水。"瞿麦直折二经之热从小便而解。丹皮直入血分，清血室之热，凉血止血。此外，还有小蓟汤，以生地、小蓟取汁合白术，清营止血。另方以生地汁合川芎之辛散，甘寒凉营。陈自明用清热凉血法治疗崩漏均取甘寒之味，很少用苦寒。肾水亏虚，血走而崩。治疗"当补其阴"，服"补药丸子"，以阿胶、龟甲、鳖甲、龙骨、牡蛎、乌贼骨、当归、白芍等大补真阴，同时佐入川芎、丹参之辛温活血，防止热灼生瘀，滋补滞气。邪气滞留，瘀阻冲任，血不归经导致的崩漏，陈自明认为："若经候时行时止，或淋漓不断，腹中时痛，脉沉细。此因寒热邪气客于胞中，冲任不调，此非虚弱。盖邪气伏留，滞于血海，譬如有积之人，下利不足，有所去即愈。宜牡丹丸。"方中丹皮、大黄、葶苈子、虻虫、厚朴合吴茱萸、椒目、细辛等，寒温并用，荡涤血海，去故生新。陈自明还引用张声道的观点："血崩乃经脉错乱，不循故道，淖溢妄行，一二日不止，便有结瘀之血，凝成窠臼，更以药涩住，转见增剧。宜先以五积散加醋煎，投一二服。次服灵脂散及顺气药，去故生新，自能平治。"

关于月经病的论治，陈自明比较推崇巢元方的"风冷论"，他以温经汤治经脉不调，小腹急病，此方中吴茱萸合肉桂心温中散寒。白芷暖宫丸暖血海，实冲任，治风寒客滞，脐腹刺痛，下血过多，方中白芷辛以散风，温可祛寒；另有艾叶、椒目、干姜皆辛温之品。陈自明认为"常服温补胞室，和养血气，光泽颜色，消散风冷"。若气虚阳微，冲任虚衰，不能固摄，"崩下吸吸少气，脐腹冷极则汗出如雨，尺脉微小"，可以采用内外治相结合，外治"可灸关元百壮"，内服"鹿茸丸"。关元穴为任脉与足三阴经交会穴，具有补肾固本、益气回阳之功；鹿茸为血肉有情之品，壮元阳，补精髓，温固冲任，治诸虚百损，崩中漏下，阳衰气微。

除了以上论述的三方面需要考虑外，陈自明治疗妇人病严格遵循辨证论治。比如崩漏论治，他提出"凡血崩之疾，亦有阴阳冷热之不同，不可一概用药"。这一点从《妇人大全良方》一书中录用的方药可以看出，治疗崩漏陈自明并非专主止涩，比如治疗脾虚不运导致的崩漏用缩砂散，以一味砂仁为细末，末饮调下，功用行气宽中醒脾；治经脉不调，气郁所致的崩漏用煮附丸，以单味香附用好醋煮出。又如，陈自明在论治闭经时，将室女、妇人加以区分。陈自明在《妇人大全良方·室女经闭成劳方论第九》中说："世有室女、童男，积想在心，思虑过当，多致劳损。男子则神色先散，女子则月水先闭……室女月水久不行，切不可用青蒿等凉药。医家多以为室女血热，故以凉药解之。殊不知血得热而行，冷则凝……若经候微少，渐渐不通，手足骨肉烦疼，日渐羸瘦，渐生潮热，其脉微数，此由阴虚血弱，阳往乘之，少水不能灭盛火，火逼水涸，亡津液。当养血益阴，慎无以毒药通之，宜柏子仁丸、泽兰汤。"该段文字探讨了室女经闭的因机证治特点，指出疾病发生多因忧思多虑，损伤心脾，气血暗耗。陈自明反对滥用凉血行血之品，以免凉遏之药令血凝不通，主张调节情志与服用药物相配合，方用柏子仁丸、泽兰汤。柏子仁丸方：柏子仁炒，别研，牛膝、卷柏各半两，泽兰叶、续断各二两，熟地黄三两，上为细末，炼蜜丸如梧桐子大。空心饮下三十丸。泽兰汤方：泽兰叶三两，当归、芍药各一两，甘草半两，上为粗末。每服五钱，水二盏煎至一盏，去滓温服。柏子仁丸养心通经，方中柏子仁归心、肾经，能养心安神，养血益阴。卷柏、泽兰叶辛散温通，活血通经；熟地、续断益血补肾；牛膝味苦降泄，性善下行，有活血通经，引血下行之功。泽兰汤中用泽兰叶活血化瘀，行水消肿。当归养血调经，白芍养血益阴，甘草益气和中，共奏养血化瘀通经之功。陈氏治闭经因证论法，设方多而用药广。《良方》所载治闭经之方药除了上述两种外，还有桃仁散、当归散、琥珀散、桃仁煎、柏子仁丸、沉香鳖甲散、金花散、劫劳散、滋血汤、麦煎散、八仙饮子、干地黄汤、牡丹散、温经汤、桂枝桃仁汤、加减吴茱萸汤、姜黄散、鳖甲丸、苁蓉丸等。

　　陈自明治疗妇人疾病还很重视情志调节。陈自明认为，月经不调的原因虽然多种多样，情志因素起着重要的作用。《妇人大全良方·室女经闭成劳方论第九》中曰："盖忧愁思虑则伤心，心伤则血逆竭，血逆竭则神色先散而月水先闭也……盖病起于五脏之中，无有已期，药力不可及也。若或自能改易心志，用药扶接，如此则可得九死一生。"

六、 月经病的用药特点及规律

陈自明论治妇人月经病多从气血虚和风冷考虑，因此调经用药常偏温热。比如，治疗月水不通常以桂心发散风寒、温阳通脉，并配伍当归、熟地、牛膝等养血活血。常用方加减吴茱萸汤，药用吴茱萸、麦门冬、干姜、白茯苓、牡丹皮、南木香、苦梗、甘草、当归、北细辛、防风、官桂、半夏、生姜、大枣，以治冲任衰弱，月经不调，15味药中偏温热的药有10味。又如，白薇丸，药用白薇、柏子仁、白芍药、当归、桂心、附子、萆薢、白术、吴茱萸、木香、细辛、川芎、槟榔、熟地黄、牡丹皮、紫石英、人参、石斛、白茯苓、泽兰叶、川牛膝等，以治妇人月水不利，四肢赢瘦，吃食减少，渐觉虚乏无力。此方21味药，14味药偏温热。

陈自明治疗月水不通用药具有"气偏温平，味多苦辛甘"的特点。苦能降、能泄，辛可散、可行，甘可缓、可补，针对月水不通的基本病机，苦辛甘诸味配伍，可益气养血、行气活血、化瘀散结而通畅血脉、荣养胞脉、固护冲任。辛味能行、能散，可以调畅气机、通达血脉，发散表邪，祛散内寒，通散瘀滞。《黄帝内经·灵枢·九针论》认为"辛走气"。《类经》曰"辛味属阳"。其功能为"辛散""辛润"。《本草备要·药性总义》亦提出"辛者，能散，能润，能横行"。《内经药擶》提出"辛者横行而散"。《药品化义》认为"辛能散结，能驱风，能横行，能利窍，能润燥"。用苦味药治疗闭经，主要取其苦泄作用。《黄帝内经·灵枢·九针论》认为"苦走血"。《内经药擶》曰"苦者直行而泄"。《汤液本草》云"苦泄"。宋金时期成无己云"苦走血，血结不行者以苦攻之"。甘味有甘缓、甘补、甘和之说。《本草备要》曰"甘者，能补，能和，能缓"。《杂病源》云"甘主缓，其性也和，故能补中"。有研究者统计，陈自明治疗闭经的高频药物为当归、桂心、甘草、大黄、人参、白茯苓、牛膝、桃仁。临床用药方面，经闭常用红花、泽兰、牛膝等，治疗月经不调用当归、川芎、白芍之类，痛经用延胡索、香附、木香之属，经水过多则用阿胶、槐花和其他炭剂。

陈自明治疗月经病十分重视运用四物汤，《妇人大全良方》对此有专篇论述："加减四物汤治妇人经病，或先或后，或多或少，疼痛不一。腰、足、腹中痛，或崩中漏下，或半产恶露多，或停留不出，妊娠腹痛下血，胎不安，产后块不散，或亡血过多，或恶露不下，服之如神"，他还郑重指出"自皇朝以来，名医于此四物中增损品味随意，虚实寒燠，无不得其效者"。陈自明运用四物汤时对生地格外重视，他引《本草》的记载提出："男子宜熟者，女子宜生者，合用生者为是。"《妇人大全良方》中多处使用四物汤。如用奇效四物汤治肝经虚热，血沸腾而崩久不止；用当归散治妇人经血过期不久，腰腹疼痛，或七七数尽而月经下，用加减四物汤作通用方治血虚月经不调，腰腹作痛，崩中漏下，半产产后，恶露内停，或去血过而痛。

陈自明治疗月经病重视调治脾胃和肝肾。对于妇人由于饮食不节，损伤脾胃，胞络失养，导致月水不通，陈自明提出治疗宜健运脾胃以滋化源，常用人参、茯苓、甘草等益气健脾。陈氏治妇人病非常重视肝脾的作用，常用逍遥散、四君子汤、补中益气汤、归脾汤、小柴胡汤等随证加减，以滋其化源，扶正固本，祛邪外出。他对肾也是非常重视的，他认为调经亦须常用补肾之剂，如治崩漏用地黄丸、柏叶散，治血枯经闭用熟地黄汤，治天癸过期用当归散。

陈自明治疗月经病重视调治气血。比如，治疗情志失调、肝气郁结、气滞血瘀导致的月水不通，治疗宜行气活血、破瘀消积，常用桃仁、三棱、莪术、水蛭、穿山甲等破瘀消积通络，配伍当归、桂心、桃仁、牡丹皮、赤芍药等行气舒肝、活血化瘀、通络止痛之品。在疏通之时勿忘培补经源，陈氏常配伍人参、白术、茯苓、黄芪、生地黄、熟地黄、当归、芍药、阿胶、柏子仁等健脾益气养血。

陈自明治疗崩漏善用风药。《妇人大全良方》中治崩之方有五灵脂散、荆芥散、独胜散三方，陈自明在后解释说"以上三方似非止血之药，如灵脂、荆芥、防风，皆是去风之药，然风为动物，冲任经虚，被风所伤，致令崩中暴下"。

陈自明用药重视补与通结合。有学者借助数理统计方法研究了《妇人大全良方》中治疗月水不通的方剂，发现用药频次最高的两味药为当归、桂心。《本草求真》指出"当归气味辛甘，既不虑其过散，复不虑其过缓，得其温中之润，阴中之阳，故能通心而血生，号为血中气药"，并指出"故凡一切血证，阴虚阳无所附，而见血枯、血燥、血闭、血脱等症，则当用此主治"。可见，对于血虚、血瘀所致的妇人月水不通，当归应为首选。第二位为桂心。现代医家对于桂心是桂枝还是肉桂的问题存在较多争议，湖北中医学院徐长化教授对这一问题进行了深入探讨，结合其研究成果，我们可以推断陈氏方中之"桂心"即桂枝。《本草发挥》对此药描述为"辛以散之，下焦畜血，散以桂枝，辛热之气也"。《本草纲目》认为此药"能通子宫而破血，故能堕胎"。可见，陈氏大量应用当归、桂心取其养血活血、破血通经之力。另外，月水不通方中使用频次最高的是补血药，作用在于补，常用药有当归、熟地、芍药等，其次是活血调经药，其作用关键在于"通"，常用桃仁、牛膝、牡丹皮等。桃仁味苦、甘、性平。入心、肝、大肠经。《神农本草经》记载其"主治瘀血，血闭瘕邪气"。《名医别录》记载其"破癥证，通月水"。牛膝味苦、酸，性平，入肝、肾经，《药性论》记载其"逐恶血流结，助十二经脉"。《本草蒙筌》记载其"治女人血癥血瘕，月水行迟"。牡丹皮味苦、辛，微寒。归心、肝、肾经。《药性论》记载其"治女子经脉不通"。《日华子本草》记载其"通月经"。上述三药均可活血化瘀以通脉调经。由此可见，月水不通的治疗总不离养血和活血，体现了补与通的治疗思路。

陈自明善用虫类药治疗妇人经闭结块。对于妇人瘀闭日久、癥瘕积聚阻于胞内而导致的月水不通，治以软坚散结、破血消癥、活血通络，常用的虫类药有穿山甲、鳖甲、水蛭、虻虫等。穿山甲味咸，微寒，性走窜，善下行，活血通络之力强。水蛭味咸苦，性平，有小毒，主入肝经。《本草经百种录》记载："水蛭最喜食人之血，而性又迟缓善入，迟缓则生血不伤，善入则坚积易破，借其力以攻积久之滞，自有利而无害也。"虻虫味苦，性凉，有毒，入肝经。《神农本草经》记载其"主逐瘀血，破下血积、坚痞、癥瘕，寒热。通利血脉及九窍"。《名医别录》谓其"主女子月水不通，积聚"。此三味药为治疗闭经之要药。虫类药以咸味、辛味居多，气温或平，且多有小毒。辛味药能散、能行，加之性温，多能通络，可消除壅滞；咸以入血、软坚散结，其性善走窜，可剔邪搜络，攻坚破积以通脉。需要指出的是，陈氏应用虫类药时常配伍大量益气养血药。比如，运用地黄通经丸治疗经候顿然不行，脐腹剧痛，上攻心胁欲死的患者时，方中用桃仁、水蛭、虻虫各五十个以攻逐败血，同时用"熟地黄三两"以养血充脉，以免逐瘀伤正、养血滋腻之弊，这也体现了前面提到的"补通兼施"的治疗特点。

陈氏非常重视调摄冲任二脉，并制定了相应的方剂。如治月水不利的温经汤、牛膝散、地黄通经丸、万病丸等；治血枯的熟地黄汤等。他通过补肾滋肾、疏肝养肝、健脾和胃、调理气血诸法来调补冲任，常用药物有阿胶、龟甲、鳖甲、鹿茸、龙骨、乌贼骨等血肉有情之品。对月经病，立温通冲任、调养元气、行气破血之大法。

七、善用经方化裁治疗月经病

（一）温经汤

《金匮要略·妇人杂病脉证并治》篇最早有关于此方的记载："问曰：妇人年五十所，病下利数十日不止，暮即发热，少腹里急，腹满，手掌烦热，唇口干燥，何也？师曰：此病属带下。何以故？曾经半产，瘀血在少腹不去。何以知之？其证唇口干燥，故知之。当以温经汤主之。"此段话的意思是妇人五十岁左右，气血已衰，冲任不充，经水应止，今复出现崩漏之疾。病由冲任虚寒，曾经半产，瘀血停留于少腹所致。漏血数十日不止，阴血势必耗损，以致阴虚生内热，故见暮即发热、手掌烦热等症。瘀血不去则新血不生，津液失去上润，故见唇口干燥。用温经汤温养血脉，使虚寒得以补，瘀血得以行，从而起到温经行瘀的功效。陈自明在《妇人大全良方·月水行或不行心腹刺痛方论第十二》中认为，温经汤，治寒气客于血室，以致血气凝滞，脐腹作痛，其脉沉紧。当归、川芎、芍药、桂心、蓬术醋炒、牡丹皮各五分，人参、牛膝、甘草炒各七分，水煎服。温经汤用吴茱萸、生姜、桂枝温经散寒暖血，阿胶、当归、川芎、芍药、丹皮养血和营行瘀，麦冬、半夏润燥降逆，甘草、人参补益中气，诸药合用，温补冲任，养血活血。因此温经汤乃温养血脉之品，治疗冲任虚寒导致妇人月水不断之方剂。本方亦可主治妇人少腹寒，久不受孕，或月经不调等症。

（二）桂枝桃仁汤

《妇人大全良方·月水行或不行心腹刺痛方论第十二》："若经候顿然不行，脐腹痛，上攻心胁欲死……血随气行，滞则血结。以气主先之，血主后之，宜服桂枝桃仁汤。"桂枝桃仁汤由桂枝、芍药、生地、桃仁、生姜、大枣、甘草组成，比《伤寒论》中桂枝汤多了桃仁、生地两味中药，《伤寒论》中桂枝汤虽是治疗伤寒表虚的方剂，但是在妇科疾病上也经常用到，主要用于素体肝肾不足，冲任亏虚，孕后冲任养胎，因孕重虚，冲为血海，任主胞胎，冲任不调，营卫不和，肌肤失养而导致的妊娠身痒。《妇人大全良方》中桂枝桃仁汤由于主治气滞血瘀之月经病，因此，在桂枝汤的基础上加入桃仁活血化瘀止痛，生地养阴生津。

（三）干姜柴胡汤

小柴胡汤本为和解少阳之方剂。《伤寒论》有云："妇人中风七八日，续得寒热，发作有时，经水适断者，此为热入血室。其血必结，故使如疟状，发作有时，小柴胡汤主之。"这是用小柴胡汤治疗妇人病的论述。柴胡桂枝干姜汤是小柴胡汤的变方。《伤寒论》有云："伤寒五六日，已发汗而复下之，胸胁满微结，小便不利，渴而不呕，但头汗出，往来寒热，心烦者，此为未解也，柴胡桂枝干姜汤主之。"此方由柴胡、桂枝、干姜、栝楼根、黄芩、牡蛎、甘草组成，治疗伤寒汗不得法，下之过早，津液受损，脾气被伤，邪气传入少阳。用此方和解少阳、温脾生津。陈自明在治疗妇人少阳病时，对柴胡桂枝干姜汤进行了加减，《妇人大全良方·妇人热入血室方论第十》："妇人伤寒，经脉方来初断，寒热如疟，狂言见鬼。宜服干姜柴胡汤。"这里，干姜柴胡汤的组成比柴胡桂枝干姜汤少一味黄芩。理由可能是黄芩性味苦寒，易于损伤中焦阳气，因此去掉它，可见陈氏对辨证论治思想运用灵活自如。

(四) 桃仁煎

《妇人大全良方·妇人八瘕方论第九》："桃仁煎，治妇人血瘕血积，经候不通。"其药物组成及用法：桃仁、大黄各一两，虻虫半两，炒黑，川朴硝二两，上四味为末，以醇醋二升半，银石器中慢火煎取一升五合，下大黄、桃仁、虻虫等，不住手搅，欲下手丸，下朴硝，更不住手搅，良久出之，丸如梧桐子大。前一日不用吃晚食，五更初用温酒吞下五丸，日午取下如赤豆汁，或如鸡肝、虾蟆衣状。未下再作。如鲜血来即止，续以调血气药补之。桃仁煎和《金匮要略》中记载的抵当汤组成很相似，两方都能治疗妇人经水不利，所不同的是桃仁煎组成与抵当汤相比少了水蛭，增加了芒硝，用桃仁煎治疗的证候中血瘀症状稍轻，故去掉水蛭，由于素有血瘀，大便干而不下，因此用芒硝通便泄热。

八、 服药方法和药物剂型

要想使药物取得满意的效果，正确的服药方法也很重要，一是为了提高疗效，二是为了避免不良反应。从《妇人大全良方》一书中可以看出，其服药方法多样，依据具体情况灵活选用。有研究者统计陈自明治疗月水不通的 34 首方剂中，服用方法中用到热酒 2 次，温酒 8 次，酒未提温热 2 次；用到米醋 2 次，醋汤 1 次；用到米汤、米饮各 2 次；用煎桃仁汤冲服 1 次，用到鲍鱼煎汤 1 次。陈自明结合所治病证的临床表现、配伍及所选汤剂特点，选择各种汤剂送服丸、散，从而达到增强药效、治疗兼症目的。例如，红花当归散治疗妇人"血脏虚竭，或积瘀血"所致的月经不通，服用时以"热酒"调服，借"酒"的辛香走窜之力以活血化瘀通络。若病程较长的患者，则需"浓煎红花酒调下"。久病入络，红花酒更能增强诸药活血化瘀通络的作用。磁石丸治疗妇人阴气衰弱，血枯不荣导致的月经不通，以"米饮"送服以防止损伤胃气。

在用药剂型方面，陈自明喜用丸散剂。散剂可使中药成分更容易析出，奏效快，并且节约药材。有研究者统计了调经门有名字的73个方剂，发现其中有29个丸剂、8个汤剂、2个饮子、1个桃仁煎，其中7个汤剂和2个饮子是散剂用法，或为粗末煎服，或咬咀煎服。例如，干地黄汤用法："上等份，为粗末，每服三钱。姜五片，水一盏，煎至七分。"又如茅香饮子用法："上咬咀，每服半两。水一大盏，姜三片，煎服。"

第二节　带下病用药心法

陈自明认为带下病的病因不仅是风邪客入胞门，而且与人体脏腑、经络有关。他认为此病"起于风气、寒热之所伤，或产后早起，不避风邪"，导致风邪之气入于胞门，或中经脉，流传脏腑而发下血，名为带下。

陈氏以为"妇人带下其名有五，因经行产后，风邪入胞门，传入脏腑而致之"，他根据带下的五色与五脏之关系，把妇人带下病分为五类。因为疾病所伤的部位不同，因而就女子带下的色与形来分，其临床表现有五种，正如陈自明所言"夫病之中人，皆有受处，因起之候，须尽心讲究"。如果损伤部位在足厥阴肝经，其带下色则青如泥色；如果损伤部位在手少阴心经，其带下色赤如红津；如果损伤部位在手太阴肺经，其带下色白形如涕。如果损伤部位在足太阴脾经，则其带下色黄如烂瓜；如果损伤部位在足少阴肾经，则其带下色黑如血。陈自明说："此五种崩中带下是妇人极重之证，治疗最难。"这种对妇人带下病证从颜色来辨的辨证方法，开后世诊断妇人带下病之先河。

关于女子为何会得此疾病，陈自明指出因为"妇人有胞门、子脏"这样的特殊生理结构，所以"风冷中之，则为所病"。之所以称之为带下，原因是"脉有数经，名字不同，奇经八脉，有带在腰，如带之状，其病生于带脉之下"。

妇人带下的临床表现多样，但总不离寒热虚实。常见临床表现：带下赤白、恶露不止；或久患不瘥，肌瘦黄瘁，多困乏力；或崩中不止，面色萎黄，胎气多损；或赤白崩中不绝；或月水过多，崩漏带下，淋沥不断，腰腹重痛；或五色带疾；或断绪不成孕育；或数尝堕胎，或带下赤白，漏下五色，头目虚晕，吸吸少气，胸腹苦满，心下烦悸，脐腹刺痛，连引腰背，下血过多，两胁牵急，呕吐不食，面色青黄，肌肤瘦瘁，寝常自汗；或血气冲心，多发刺痛，四肢困烦；或经候不利，赤白带下，血气冲心，多发刺痛，四肢困烦。

《妇人大全良方》中所载治疗带下方甚少，且某些还是外用方。对其所用的方药进行分析，可以看出陈自明是从五脏寒热虚实来论治带下病的。脾胃虚寒，湿浊下流，损伤带脉，导致带下者，常用干姜、白芷、草果、石菖蒲、伏龙肝、白茯苓、枳实、厚朴、白姜、吴茱萸、川椒、白豆蔻。肾阳不足，下焦虚冷，带脉失约，导致带下者，常用补骨脂、赤石脂、禹余粮、附子、肉桂、白石脂、丁香、菟丝子。肝失疏泄，气郁化火，带脉失约者，常用白芍、当归、青皮、香附。肾水不足，心火上炎者，常用生地黄、山药、龙骨、牡蛎、桑寄生、杜仲、枸杞、牛膝。肺气不足者，常用人参、黄芪。湿热者，常用白矾、蛇床子、赤芍、丹皮、白茅根、地榆、水牛角。胞宫有寒者，常用艾叶。有瘀血者，常用乳香、当归、川芎、益母草。

关于服药方法，有用米饮调下的，有用温酒调下的，有以淡醋调下的，还有将药末和米粥掺和吃的。例如，益母草散"空心，温酒调二钱"，张氏方"米饮调下方寸匕"，白芷散"空心，温酒调下"二钱，乳香散"陈米饮调下"，破故纸散"每服二钱，用菖蒲浸酒调，温服"，白矾丸"醋汤吞下，或饭饮亦可"，伏龙肝散"温酒调下，淡醋汤亦可"，茯苓散"以糯米粥一盏，将一匙粥摊温，抄药一钱，相和吃下，后吃余粥。或有胎息，用鲤鱼糯米粥下"，紫金散"米饮调下"，白芷暖宫丸"米饮下，或温酒、醋汤亦得"，沉香牡丹丸"温酒下""若心腹痛，煎白芷酒下"。此外，在饮食禁忌上强调不要吃生冷食物。

附：《妇人大全良方》治疗带下方

方药 1：益母草散

【组成】益母草开花时采，阴干

【用法】为细末，空心，温酒调二钱，日三服。

【主治】治赤白、恶露下不止。

方药 2

【组成】干姜半两　白芍药二两

【用法】上各炒黄色，同为末，空心，米饮调二钱，日二服。

【主治】带下赤白，年月深久不瘥。

方药 3：张氏方

【组成】干姜　芍药　香附子等份　甘草减半

【用法】上各炒黄色，同为末。空心，米饮调下方寸匕。

【主治】带下赤白，年月深久不瘥。

方药 4：白芷散

【组成】白芷一两　海螵蛸二个，烧　胎发一团，煅

【用法】上为细末，空心，温酒调下二钱。

【主治】妇人赤白带下。

方药 5：乳香散

【组成】草果一个　乳香一小块

【用法】草果一个，去皮，入乳香一小块，用面饼裹，火炮焦黄留性，取出和面用之，为细末，每服二钱。陈米饮调下，重者三钱。

【主治】妇人赤白带下。

方药 6：补骨脂散

【组成】补骨脂　石菖蒲等份，并锉，炒

【用法】上为末。每服二钱，用菖蒲浸酒调，温服。

【主治】妇人赤白带下。

【加减】或可更入斑蝥五分去翅、头、足，糯米同炒黄，去米。

方药 7：搐鼻香

【组成】牡蛎煅　黄狗头骨煅　紫梢花　韶脑　母丁香　蛇床子
补骨脂　桂心等份

【用法】上为细末，炼蜜丸如鸡头大。临事用一粒。

【主治】子宫久冷，赤白带下。

方药 8：白矾丸

【组成】北矾四两，枯　大附子二个　黄狗头骨灰四两

【用法】上为末，粟米粥为丸，如梧桐子大。每服三十丸，醋
汤吞下，或饭饮亦可，空心，日三服。

【功用】补虚进食，暖血海。

【主治】妇人血脏久冷，赤白带下。

【禁忌】忌生冷毒物。

方药 9：伏龙肝散

【组成】棕榈不以多少，烧灰，火燃急，以盆盖，阴令火住　伏龙肝
于锅灶直下去取赤土，炒令烟尽　屋梁上尘悬长者如绳，以灶头虚空中者，
炒令烟尽，于净地出火毒

【用法】上三味等份，碾和令停，入龙脑、麝香各少许，每服
二钱，温酒调下，淡醋汤亦可。

【主治】妇人赤白带下，久患不瘥，肌瘦黄瘁，多困乏力。

【说明】患十年者，半月可安。

方药 10：茯苓散

【组成】白茯苓　青木香　杜仲　菖蒲　干地黄　柏子仁　秦
艽　青皮　菟丝子　诃子皮　当归　艾叶　青石脂　五加皮　牛角
乌贼骨等份

【用法】上为末，每日空心，以糯米粥一盏，将一匙粥摊温，
抄药一钱，相和吃下，后吃余粥。或有胎息，用鲤鱼糯米粥下。

【主治】妇人血海不调，因虚冷成积，经络无定，赤白带下。

方药 11

【组成】桑寄生　芍药　柏叶各四分　桑耳　禹余粮各六分　吴

茱萸　干地黄各八分　乌贼骨五分

【用法】上为细末，空心，用饭饮调下二钱匕。

【主治】冷白带下。

方药 12

【组成】牡蛎　禹余粮　龟甲各六分　黄芪　阿胶　乌贼骨　续断　白芷各四分　当归　赤石脂各六分　白石脂　龙骨各五分

【用法】上为末，炼蜜丸如梧桐子大。每服四十丸，空心温酒下。

【主治】白崩中不绝。

方药 13：紫金散

【组成】禹余粮煅赤，醋醋中淬，如此者七次，细研，水飞，捣干，称三两　赤石脂煅　龙骨煅，石器研，各一两　白芍药　川芎　附子　熟地黄　当归各一两　干姜炮　肉桂各半两

【用法】上为细末，每服二钱。入麝香少许，米饮调下，空心，食前，一日二服。

【主治】冲任虚损，崩漏带下。凡是五色带疾，并皆治之。

方药 14：白芷暖宫丸

【组成】禹余粮制，一两　白姜炮　芍药　白芷　川椒制　阿胶粉炒　艾叶制　川芎各三分

【用法】上为末，炼蜜丸如梧桐子大。每服四十丸，米饮下，或温酒、醋汤亦得。

【主治】带下赤白，漏下五色。

方药 15：沉香牡丹丸

【组成】沉香三分　牡丹皮去心　赤芍药　当归　桂心　川芎　黄芪去芦，蜜炙　人参　茯苓　山药　白芷　橘红　吴茱萸泡七次，炒　白巴戟去心　木香　牛膝酒洗，去苗　枳壳去穰，麸炒　肉豆蔻制浓朴　生干姜　白龙骨各半两

【用法】上为末，炼蜜丸如梧桐子大。每服二十丸，空心，温酒下。

【主治】血海久虚，经候不利，赤白带下。

【说明】若心腹痛，煎白芷酒下。

方药 16

【组成】茅花—握，炒　棕榈炭三寸　嫩莲叶三张　甘草节—钱

【用法】上为细末，空心酒调方寸匕。

【主治】赤白带下。

方药 17

【组成】地榆—斤，洗，锉

【用法】用水三升，煮至一半，去滓，再煎如稠饧，绞滤，空心服三合，日二服。

【主治】赤白带下，漏下五色。

第三节　妊娠病用药心法

从怀孕到分娩这个阶段，称为"妊娠"，也称"怀孕"。在《妇人大全良方》之胎教门和妊娠门中，陈自明对妊娠期的生理现象、妊娠期注意事项、逐月服药将息、妊娠疾病的辨治进行了详尽论述。

一、晚婚与优生优育

在我国漫长的封建社会中，早婚早育的风气相当盛行，从《妇人大全良方》的叙述来看，陈自明对此种现象并不认同。在此书中虽无明确的"优生优育"提法，但其内容却散见于许多篇章之中，从婚配年龄、婚前检查、房事节制、胎养胎教等环节都有所涉及。陈自明在书中赞同并引录了褚澄"合男女必当其年"的观点，他提出："男虽十六而精通，必三十而娶，女虽十四而天癸至，必二十而嫁，必欲阴阳完实，然后交而孕，孕而育，育而子坚壮强寿。今未笄之女，天癸始至，已近男色，阴气早泄，未完而伤，未实而动，是以交而不孕，孕而不育，育而子脆不寿。"从这段文字可以看出，陈自明已经认识到晚婚晚育的重要性，提倡"男三十而娶""女二十而嫁"，此时机体阴阳之气充盛，精力充沛，男女媾精，孕

育后代则体健长寿。婚育过早，则可导致不孕或后代体弱多病，甚至夭折。古时虽有年少、年老怀子者，然而陈氏认为"父少母老，产女必羸；母壮父衰，生男必弱。"（《妇人大全良方·受形篇第三》）由此可见，陈自明非常重视生育年龄的选择。

为防止婚后不育和保证后代的健康，陈氏主张夫妇双方均应做婚前检查。在《妇人大全良方》中指出："凡欲求子，当先察夫妇有无劳伤病疾，而依方调治，使内外和平，则有子矣。"也就是说，只有夫妇双方健康无疾，方可生育子女；如有劳伤痼疾，则影响生育，须依方调治。针对当时社会将"不孕"皆归咎于女方的错误认识，陈氏认为若男方有疾，亦可导致无子，并提出治疗不孕要男女同时调治，所立"七子散、庆云散"在当时主要用于治疗"丈夫风虚目暗，精气衰少无子"或丈夫"阳气不足，不能施化，施化无成"等病证，这种认识在当时无疑具有进步性。同时，陈自明提出妇人无子可见于"或劳伤气血，或月经闭涩，或崩漏带下，右尺浮则为阳绝，或尺微涩，或少阴脉浮紧"或尺寸"俱微弱者，皆致绝产"。"若调摄失宜，饮食不节，乘风袭冷，结于子脏，亦令无子也"。这些论述在今天看来也是非常正确的。

陈自明强调求子期间要注意房事有节。首先要选择良机。《妇人大全良方·求子方论》说："若欲求子，交感之时，必天日晴明，神思清爽，气血谐和"，后代则"寿而贤"。他指出良宵佳境，夫妇心情舒畅，交会而孕者，后代聪明、长寿，而处境险恶，心情紧张，对于母子均不利。其次，要节制欲望。陈自明认为房事的节制与否，不但影响能否孕育，而且关系到生子之优劣。欲生育健康的后代，男女双方须节欲保精，适时同房，切忌"以酒为浆，以妄为常，醉以入房……务快其心，逆于生乐"（《素问·上古天真论》）。陈自明提出男女纵欲无度，或醉酒入房，可导致妇女患多种疾病，造成不孕或生子多夭。他指出："妇人月水不通，或因醉饱入房……伤损肝脾"；"……血枯，此年少时，因大脱血，或醉而入房，亏损肾肝"；"妇人月水不断，淋漓腹痛……或因经行而合阴阳，以致外邪客于胞内，滞于血海故也"；"妇人无子，或劳伤血气，或月经闭涩，或崩漏带下……皆致绝产"；"妇人无子者……有嗜欲无度，阴精衰惫者，当求其源而治之。"在这些文字里，陈自明很严肃地指出房事不节会造成严重后果。

关于多产问题，他明确表示反对。陈自明指出："虚人产众，则血枯杀人。"又说："若产育过多……血气已伤"，患病"尤难治"。为了减少生育，在《妇人大全良方》中还专门撰有"难产方论"，文中指出"妇人有临产艰难，或生育不已，而欲断之，故录验之，以备所用"。他非常反对用峻烈和毒副作用较大的药物堕胎，认为"若服水银、虻虫、水蛭之类，不怀孕不复怀，且祸在反掌"。陈自明在《妇人大全良方》中指出，如果胎儿不能应期长大，多因母亲患有某些疾病，或调理失宜，以致脏腑虚损，气血不足，不能供养胎元，当审因论治，治其宿疾。他指出："妊娠不长者，因有宿疾，或因失调，以致脏腑衰损，气血虚弱，而胎不长也。当治其疾，益其气血，则胎自长矣。"对于调治不效，导致胎儿发育障碍者，则主张"宜下之，以免其祸"。在当时条件下，能提出坠劣胎的优生措施，其科学态度非常值得赞赏。

二、妊娠生理现象

"妇人经闭不利，别无所苦者，是谓有子。以其经血蓄之以养胎，壅之为乳汁也。"妊娠后母体的变化，明显表现是月经停止来潮，脏腑、经络的阴血下注冲任，以养胎元。"若妊娠，其脉三部俱滑大而疾"；"又少阴脉动甚者，妊子也"；"又三部脉浮沉正等无病者，有妊也"，妊娠后可见六脉平和滑利，按之不绝，尺脉尤甚。

妊娠初期，由于血聚于下，冲脉气盛，肝气上逆，胃气不降，则出现饮食偏嗜、恶心作呕、晨起头晕等现象，一般不严重，经过20~40天左右，症状多能自然消失。另外，妊娠早期，孕妇可自觉乳房胀大。妊娠3个月后，白带稍增多，乳头乳晕的颜色加深。妊娠4~5个月后，孕妇可以自觉胎动，胎体逐渐增大，小腹部逐渐膨隆。妊娠6个月后，胎儿渐大，阻滞气机，水道不利，常可出现轻度肿胀。妊娠末期，由于胎儿先露部压迫膀胱与直肠，可见小便频数、大便秘结等现象。

妊娠期间胎儿的发育情况，陈自明引用了巢氏《诸病源候论》的观点，指出："一月名始胚，足厥阴脉养之。二月名始膏，足少阳脉养之。三月名始胎，当此之时，血不流行，形象始化，未有定仪，见物而变。欲子端正庄严，当令母见贵人，不可见状貌丑恶人也。欲生男，宜操弓矢，乘牡马。欲生女，宜着珥，施环佩。欲子美好，玩白璧，观孔雀。欲子贤能，宜读诗书，务和雅，手心脉养之。四月始受水精。以成血脉，手少阳脉养之。五月始受火精以成其气，足太阴脉养之。六月始受金精以成其筋，足阳明脉养之。七月始受木精以成其骨，手太阴脉养之。八月始受土精以成肤革，手阳明脉养之。九月始受石精以成毛发，足少阴脉养之。十月五脏六腑、关节、人神皆备，此其大略也。"他分析后指出："尝试推巢氏所论妊娠脉养之理，若足厥阴肝脉也，足少阳胆脉也。为一脏腑之经，余皆如此。且四时之令，必始于春木，故十二经之养，始于肝也，所以养胎在一月、二月。手心主心胞络脉也，手少阳三焦脉也，属火而夏旺，所以养胎在三月、四月也。属手少阴心、手太阳小肠者，以君主之官，无为而尊也。足太阴脾脉也，足阳明胃脉也，属土而旺长夏，所以养胎而五月、六月。手太阴肺脉也，手阳明大肠脉也，属金而旺秋，所以养胎在七月、八月。足少阴肾脉也，属水而旺冬，所以养胎在九月。又况母之肾脏系于胎，是母之真气、子之所赖也。至十月，儿于母腹之中，受足诸脏气脉所养，然后待时而生。"胎儿按肝→胆→心→小肠→脾→胃→肺→大肠→肾→膀胱顺序，脏气逐渐充盛完备，足月乃产。为了明确停经后是否是怀孕，陈自明记载了验胎法。对妇人停经三月，欲验有胎，取川芎_生，不见火为细末，空心，浓煎艾汤调下方寸匕。服药后若觉腹内微动，则有胎也。

附：诊妇人有妊歌

肝为血兮肺为气，血为荣兮气为卫。

阴阳配偶不参差，两脏通和皆类例。

血衰气旺定无孕，血旺气衰应有体。
尺微关滑尺带数，流利往来并雀啄。
小儿之脉已见形，数月怀妊犹未觉。
左疾为男右为女，流利相通速来去。
两手关脉大相应，已形亦在前通语。
左手带纵两个儿，右手带横一双女。
左手脉逆生三男，右手脉顺还三女。
寸关尺部皆相应，一男一女分形证。
有时子死母身存，或即母亡存子命。
往来三部通流利，滑数相参皆替替；
阳实阴虚脉得明，遍满胸膛皆逆气。
左手太阳浮大男，右手太阴沉细女。
诸阳为男诸阴女，指下分明长记取。
三部沉正等无绝，尺内不止真胎妇。
夫乘妻兮纵气雾，妻乘夫兮横气助。
子乘母兮逆气参，母乘子兮顺气护。
小儿日足胎成聚，身热脉乱无所苦。
汗出不食吐逆时，精神结备其中住。
滑疾不散胎三月，但疾不散五月母。
弦紧牢强滑者安，沉细而微归泉路。

三、 胎教与胎养

关于妊娠期胎教，《妇人大全良方》专立胎教一门，可见对这一问题之重视。陈自明认为："三月名始胎，当此之时，血不流行，形象始化，未有定仪，见物而变"；"因外象而内感"；"夫至精才化，一气方凝，始受胞胎，渐成形质，子在腹中，随母听闻"。意思是说，妊娠期间孕妇所接触的物像、声音都会影响胎儿。就此问题他对妇人提出了具体要求，"自妊娠之后，则须行坐端严，性情和悦，常处静室，多听美言，令人讲读诗书、陈礼说乐，耳不闻非言，目不观恶事，如此则生男女福寿敦浓，忠孝贤明"；"欲子端正庄严，当令母见贵人，不可见状貌丑恶人也。欲生男，宜操弓矢，乘牡马。欲生女，宜着珥，施环佩。欲子美好，玩白璧，观孔雀。欲子贤能，宜读诗书，务和雅"；"妊娠三月，形象始化，未有定仪，因感而变，欲子端正庄严，常口谈正事，欲子贤能，宜看诗书"。

关于胎养，陈自明提出妇人在孕期宜"寐必安静，毋令恐畏""当静形体，和心志"。合理的膳食对保证孕妇及胎儿营养也是很重要的，他指出，孕期宜"饮食精熟、酸美之品，宜食大麦，毋食腥辛"。《妇人大全良方》一书中还告诫孕妇生活要有规律，做到起居有节，劳逸适度，"晏起沐浴，浣衣居处，必厚其衣裳，朝吸天光，以避寒殃"；"身欲微劳，无得静处，出游于野，数观走犬走马"；"劳身摇肢，无使定止，动作屈伸，以运血气"；"凡妊娠至临月，当安神定虑，时常步履，不可多睡饱食"，须"缓带自持而待之"。

陈自明提出逐月养胎法。

（一）妊娠一月服药及将息法

1. 将息法　妊娠一月，名始胚。饮食精熟、酸美之品。宜食大麦，毋食腥辛。又妊娠一月，足厥阴脉养，不可针灸其经。足厥阴内属于肝，肝主筋及血。一月之内，血行不涩，不过度劳累，安心静养，毋令恐惧。

2. 服药法

【临床表现】妊娠一月，寒多为痛，热多卒惊，举重腰痛，腹满胞急。或曾伤一月胎者。

【选用方药】

（1）乌雄鸡汤

组成：乌雄鸡一只，治如食法　吴茱萸一升　茯苓　阿胶各二两　生姜　甘草各一两　人参　芍药　白术各三两　麦门冬五合，去心

用法：上十味细切，以水一斗二升，煮鸡取汁六升；去鸡下药，煮取三升，纳酒三升，并胶烊尽，取三升，去滓，温服一升。日三服。

（2）补胎方

组成：北细辛一两　防风二两　乌梅一升　吴茱萸五合　干地黄

白术各一两　大麦五合　生姜四两

用法：上㕮咀，以水七升，煮取二升半，去滓，分温三服。

加减：若寒多者，倍细辛、茱萸；热多渴者，去细辛、茱萸，加栝楼根二两。若有所思，去大麦，加柏子仁三合。

禁忌：忌生菜、芜荑、桃、李、雀肉等物。

（二）妊娠二月服药及将息法

1. 将息法　妊娠二月名始膏。毋食辛燥，居必静处，男子勿劳，百节疼痛，是谓胎始结。又妊娠二月，足少阳脉养，不可针灸其经。足少阳内属于胆，胆主精。二月之时，儿精成于胞里，当谨护勿惊动。

2. 服药法

【临床表现】

妊娠二月，始阴阳踞经，有寒多坏不成，有热即萎。或卒中风寒，有所动摇，心满、脐下悬急、腰背强痛、卒有所下、乍寒乍热。或曾伤二月胎者。

【选用方药】

（1）艾汤

组成：丹参三两　当归　人参　麻黄去节　艾叶　阿胶炙，各二两　甘草一两，炙　大枣十二枚，擘　生姜六两

用法：上九味切，以酒三升，水一斗，纳药煮，减半，去滓；纳胶，煎取三升，分温三服。

禁忌：忌海藻、菘菜。

（2）黄连汤

组成：黄连　人参各一两　吴茱萸五合　生地黄五两　生姜三两

用法：上五味切，以醋浆七升，煮取三升，分四服，日三夜一，每十日一作。

加减：若颇觉不安，加乌梅一升。加乌梅者，不用浆，直用水耳。

禁忌：忌猪肉、冷水、芜荑。

（三）妊娠三月服药及将息法

1. 将息法 妊娠三月名始胎。当此之时，未有定仪，见物而化。欲生男者，操弓矢；欲生女者，弄珠玑。欲子美好，数视璧玉；欲子贤良，端坐清虚。是谓外象而内感者也。又妊娠三月，手心主脉养，不可针灸其经。手心主内属于心，无悲哀，无思虑、惊动。

2. 服药法

【临床表现】妊娠三月为定形。有寒大便青，有热小便难，不赤即黄。卒惊恐、忧愁、瞋恚、喜，顿仆，动于经脉，腹满，绕脐苦痛，腰背痛，卒有所下。或曾伤三月胎者。

【选用方药】

（1）雄鸡汤

组成：雄鸡一只，治如食法 甘草炙 茯苓 人参 阿胶各二两 黄芩 白术各一两 芍药四两 麦门冬去心，五合 大枣十二枚，擘 生姜一两，切

用法：上㕮咀，以水一斗五升，煮鸡减半，纳药煮取一半，入清酒三升，并胶再煎取三升。分三服，一日尽之，当温卧。

禁忌：忌海藻、菘菜、酢物、桃、李、雀肉等。

（2）茯神汤

组成：茯神 丹参 龙骨各一两 阿胶 当归 甘草炙 人参各二两 赤小豆二十一粒 大枣十二枚，擘

用法：上㕮咀，酢浆一斗，煮取三升，分四服。七日后服一剂。

加减：腰痛者，加桑寄生二两。

禁忌：忌同前。

（四）妊娠四月服药及将息法

1. 将息法 妊娠四月，始受水精，以成血脉。其食稻粳，其羹鱼雁，是谓成血气，以通耳目，而行经络。又妊娠四月，手少阳脉养，不可针灸其经。手少阳内输三焦，四月之时，儿六腑顺成。当静形体，和心志，节饮食。

2. 服药法

【临床表现】妊娠四月为离经。有寒，心下温温欲呕，胸膈满，不饮食；有热，小便难数，数如淋状，脐下苦急。卒中风寒，颈项强痛，寒热。或惊动，身躯、腰背、腹痛，往来有时，胎上迫胸，烦不得安，卒有所下。或曾伤四月胎者。

【选用方药】

方药 1：菊花汤

组成：菊花如鸡子大一枚　麦门冬去心，一升　麻黄去节　阿胶炙，各三两　生姜五两　甘草炙　当归　半夏洗，各二两　人参一两半　大枣十二枚，擘

用法：细剉，以水八升，煮减一半，内清酒三升，并阿胶煎取三升，分三服，温卧。

说明：当汗，以粉粉之，护风寒四五日。

禁忌：忌羊肉、海藻、菘菜、饧等。

方药 2：调中汤

组成：芍药四两　甘草炙　川芎　续断各一两　柴胡　白术各三两　乌梅一升　生李根白皮三两　当归一两半　生姜四两　厚朴炙　枳实炙，各二两

用法：细切，以水一斗，煮取三升，分四服，日三夜一。八日再服一剂。

禁忌：忌海藻、菘菜、桃、李、雀肉。

（五）妊娠五月服药及将息法

1. **将息法**　妊娠五月，始受火精，以成其气。晏起沐浴，浣衣居处，必厚其衣裳。朝吸天光，以避寒殃。其食稻麦，其羹牛羊，和茱萸调以五味，是谓养气，以定五脏。又妊娠五月，足太阴脉养，不可针灸其经。足太阴内输于脾，五月之时，儿四肢成，无太饥，无甚饱，无食干燥，无自炙热，无太劳倦。

2. **服药法**

【临床表现】妊娠五月，毛发初生。有热，苦头眩，心乱呕吐；

有寒，苦腹满痛，小便数，卒有恐怖，四肢疼痛；寒热，胎动无常处，腹痛，闷顿欲仆，卒有所下。或曾伤五月胎者。或妊娠五月，举动惊愕，胎动不安，下在小腹，痛引腰骱，小便疼，下血。

【选用方药】

（1）阿胶汤（又名旋覆花汤）

组成：阿胶四两，炙　人参一两　麦门冬去心，一升　生姜六两　吴茱萸七合　旋覆花　当归　芍药　甘草炙　黄芩各二两

用法：上细切，以水九升，煮取一半，纳清酒三升，并胶，微火煎取三升半，分为四服，日三夜一。先食再服便愈。不瘥更服。

禁忌：忌海藻、菘菜。

（2）安中汤

组成：甘草炙　芍药各三两　当归　人参　干地黄　川芎各二两　五味子五合　生姜六两　麦门冬去心，一升　大麻仁五合　大枣三十五枚，擘　黄芩一两

用法：上细切，水七升，清酒五升，煮取三升半，分四服，日三夜一。七日再服一剂。

禁忌：忌如前。

（3）安胎当归汤

组成：当归　阿胶　川芎　人参各一两　大枣十二个　艾叶一虎口

用法：上细切，以酒、水各三升，合煮至三升，去滓，纳阿胶令烊，分三服。腹中当安，小便缓也。

（六）妊娠六月服药及将息法

1. 将息法　妊娠六月，始受金精，以成筋。身欲微劳，无得静处，出游于野，数观走犬、马。食宜鸷鸟、猛兽之肉，是谓变腠理纽筋，以养其力，以坚背膂。又妊娠六月，足阳明脉养，不可针灸其经。足阳明内属于胃，主其口目。六月之时，儿口目皆成，调五味，食甘美，无大饱。

2. 服药法

【临床表现】

妊娠六月，卒有所动不安，寒热往来，腹内胀满，身体肿，惊

怖，忽有所下，腹痛如欲产，手足烦疼。或曾伤六月胎者。或妊娠六七月，胎不安常处。

【选用方药】

（1）麦门冬汤

组成：麦门冬_{去心，一升}　甘草_炙　人参各_{一两}　干地黄_{三两}　黄芩_{二两}　阿胶_{四两}　生姜_{六两}　大枣_{十五枚，擘}

用法：上八味切。以水七升，煮减半，纳清酒二升，并阿胶煎取三升，分三服。每如人行三四里，中间进糜粥。

禁忌：忌海藻、菘菜、芜荑。

（2）柴胡汤

组成：柴胡_{四两}　芍药_{一方作紫葳}　白术　甘草_{炙，各二两}　麦门冬_{三两，去心}　苁蓉_{一两}　川芎_{二两}　干地黄_{五两}　生姜_{六两}　大枣_{三十枚，擘}

用法：上十味切，以水一斗，煮取三升，分四服，日三夜一，中间进糜粥。七日更服一剂。

禁忌：勿食生冷及坚强之物。忌海藻、菘菜、芜荑、桃、李、雀肉等。

（3）《集验》旋覆花汤

组成：旋覆花_{一两}　厚朴　白术　枳壳　黄芩　茯苓各_{三两}　半夏_{炒，一方无}　芍药　生姜各_{二两}

用法：上细切，以水一斗，煮取二升半，先食分五服，日三夜二。

禁忌：忌羊肉、饧、醋、桃、李、雀肉。

（七）妊娠七月服药及将息法

1. 将息法　妊娠七月，始受水精，以成骨。劳身摇肢，无使定止，动作屈伸，以运血气。自此后，居处必燥，饮食避寒，常食粳稻，以密腠理，是谓养骨而坚齿。又妊娠七月，手太阴脉养，不可针灸其经。手太阴内属于肺，肺主皮毛。七月之时，儿皮毛已成。无大言，无号哭，无薄衣，无洗浴，无寒饮。

2. 服药法

【临床表现】

妊娠七月，忽惊恐摇动，腹痛卒有所下，手足厥冷，脉若伤寒，烦热，腹满，短气，常苦颈项、腰背强。或曾伤七月胎者。

【选用方药】

（1）葱白汤

组成：葱白长三四寸，十四枚　半夏洗，切，炒　麦门冬去心，各一升　生姜八两　甘草炙　当归　黄芪各三两　阿胶四两　人参一两半　黄芩一两　旋覆花一把

用法：上十一味切，以水八升煮，减半，纳清酒三升，并胶煎取四升，温服一升，日三夜一，温卧当汗出。

加减：若不出者，加麻黄二两煮，服如前法。

禁忌：若秋后勿强责汗。忌羊肉、饧、海藻、菘菜等。

（2）杏仁汤

组成：杏仁去双仁、皮尖，碎　甘草炙　钟乳研　干姜各二两　麦门冬去心　吴茱萸各一升　五味子　粳米各五合　紫菀一两

用法：上九味切，以水八升，煮取三升半，分四服，日三夜一，中间进食，七日服一剂。

禁忌：忌海藻、菘菜。

（八）妊娠八月服药及将息法

1. 将息法　妊娠八月，始受土精，以成肤革。和心静息，无使气极，是谓密腠理，光泽颜色。又妊娠八月，手阳明脉养，不可针灸其经。手阳明内属于大肠，大肠主九窍。八月之时，儿九窍皆成。无食燥物，无辄失食，无忍大起。

2. 服药法

【临床表现】

妊娠八月，中风寒有所犯触，身体尽痛，乍寒乍热，胎动不安。常苦头眩痛，绕脐下寒，时时小便白如米汁，或青或黄，或使寒栗，腰背苦冷痛，而目视茫茫。或曾伤八月胎者，预防服药。

【选用方药】

(1) 芍药汤

组成：芍药四分　人参　当归　甘草炙，各三两　白术一两　厚朴二两，炙　薤白切，一升　生姜切，四两

用法：上八味切，以水五升、酒四升合煮，取三升，分三服，日再夜一。

禁忌：忌海藻、菘菜、桃、李、雀肉等。

(2) 葵子汤

组成：甘草炙　柴胡　白术各三两　厚朴　芍药各二两　葵子二升　生姜六两　大枣二十枚，擘

用法：上八味切，以水九升，煮取三升，分三服，日三。一日服一剂。

禁忌：忌海藻、菘菜、桃、李、雀肉等。

(九) 妊娠九月服药及将息法

1. 将息法　妊娠九月，始受石精，以成皮毛，六腑百节，莫不毕备。饮醴食甘，缓带自时而待之，是谓养毛发，多才力。又妊娠九月，足少阴脉养，不可针灸其经。足少阴内属于肾，肾主续缕。九月之时，儿脉续缕皆成，无处温冷，毋着炙衣。

2. 服药法

【临床表现】

妊娠九月，若卒下利，腹满悬急，胎上冲，腰背痛，不可转侧，短气。或若曾伤九月胎者。

【选用方药】

(1) 半夏汤

组成：半夏洗　麦门冬去心，各五合　干姜一两　当归　吴茱萸阿胶炙，各三两　大枣十二枚，擘

用法：上七味切，以水九升，煮取三升，去滓；纳白蜜八合，微火上温，分四服，利即止。

禁忌：忌生血物、饧。

（2）猪肾汤

组成：猪肾一具　茯苓　桑寄生　干姜　干地黄　川芎各三两
白术四两　麦门冬一升，去心　附子中者一枚，炮　大豆三合

用法：上十味切，以水一斗，煮肾令熟，去肾纳诸药，煎取三
升半，分四服，日三夜一。十日更一剂。

禁忌：忌猪肉、冷水、芫荑、桃、李、雀肉、酢物等。

四、妊娠期的保养调护

陈自明在《妇人大全良方》一书中告诫说：孕妇在孕期应合理
膳食，生活规律，起居有节，劳逸适度，保持平静愉快的心情，这
种认识符合现代优生学的理论。

关于妊娠期的饮食，陈自明指出："天有五气，各有所凑；地
有五味，各有所入。所凑有节适，所入有度量。凡所畏忌，悉知戒
慎，资物为养者，理固然也。"五味入口，各有所走，当知饮食要
有所节制，同时要知饮食之宜忌，所以"受孕之后，不可食之物，
切宜忌食"。忌食之物恐伤胎气致胎动不安甚至堕胎、小产，或致
难产，或致胎儿发育异常而致畸，或致小儿体质弱多疾，正如《妇
人大全良方》所说，"设或不能戒忌，非特延月难产，亦能令儿破
形母殒，可不戒哉"。书中还列举了很多饮食不知禁忌造成的后果，
如："食鸡肉、糯米合食，令子生寸白虫。食羊肝，令子生多厄。食
鲤鱼及鸡子，令儿成疳多疮。食犬肉，令子无声音。食兔肉，令子
缺唇。鸭子与桑椹同食之，令人倒生心寒。食鳖，令子项短及损
胎。雀肉合豆酱食之，令子面生黑子。食豆酱，合藿食之，堕胎。
食冰浆绝产。食雀肉，令子不耻多淫。食山羊肉，令子多病。食子
姜，令子多指生疮。食螃蟹，令子横生。食虾蟆、鳝鱼，令儿喑
哑。食驴、骡、马肉，延月难产。"陈自明指出妇人妊娠期前5个
月的膳食可与正常人一样，但是后5个月随着胎儿生长发育的加快，
宜"调五味，食甘美"，孕期宜"饮食精熟、酸美之品，宜食大麦，
毋食腥辛"，不能"过饮酒醴杂药"，"凡妊娠至临月，当安神定虑，
时常步履，不可多睡饱食"，以免产生不良影响。

关于妊娠期的起居，陈自明指出要："寝兴以时，出处以节"；"作劳不妄，而气血从之，皆所以保摄妊娠，使诸邪不得干焉"。此段话的意思是说，孕妇在妊娠期作息要有规律，居处有常，不过度劳作，保养气血，使邪不得干，而能摄胎保胎。他强调孕妇在妊娠期要安神定志，心态平和，控制情绪，减少妄念妄想。此外，他提倡孕妇要进行适度运动，并提出具体的要求，主张"劳身摇肢，无使定止，动作屈伸，以运血气"。陈氏建议孕妇"凡妊娠至临产，当安神定虑，时常步履，不可多睡"，从而保证孕妇未来的产程顺利。他还举例"今富贵人家，过于安逸，以致气滞，而胎不转动……皆致难产"。这里明确提出，过于安逸舒适会造成难产，对那些过多要求休息的孕妇具有指导意义。

关于妊娠期的护理，《妇人大全良方》一书对它进行了总结。他指出，在一般护理上要注意休息，饮食要节制，不能乱服药，这些调护在今天看来都不过时。在递月调护上提到孕初 4~5 个月内以静养为主，5~7 月增加活动，以动为主，8 月以后仍以静养为主。西医学认为，孕初易流产，晚期易早产，一般应减少活动量，中期胎气盛，较稳定，增加活动，促进孕妇气血流通，改善母子营养状态，有利于胎儿发育生长，两者认识是一致的。

五、 妊娠病的因机论治

妊娠期间，发生与妊娠有关的疾病，称妊娠病，亦称胎前病。妊娠病不但影响孕妇的健康，还可妨碍胎儿的正常发育，甚至造成堕胎、小产，因此必须注意平时的预防和发病后的调治。陈自明认为若孕妇患有某些疾病，或调理失宜，而致脏腑虚损，气血不足，不能供养胎儿，当审因论治，治其宿疾。在妊娠身体衰弱时，应权衡轻重缓急，果断采取措施，中断妊娠，他认为"若气血虚弱，无以滋养，其胎终不能成也，宜下之，以免其祸"。在安胎方面，陈自明认为引起胎动不安的主要原因是冲任脉虚，或冲任有寒，治则重温补冲任二脉，以安胎。他在《妇人大全良方·胎动不安方论第四》指出："妊娠胎动，或饮食起居，或冲任风寒，或跌仆击触，或怒伤肝火，或脾气虚弱，当各推其因而治之，若因母病胎动，但治其母，若因胎动而母病，唯当安其胎。"

对于妇人妊娠期所患内科疾病如咳嗽、中风、伤寒、中热、伤食等常见病证，既要审因论治，还要考虑妇人妊娠期特殊的生理。以"咳嗽"为例，陈自明认为："大抵治咳，不可一概而治，当以脉息辨之。风者散之，湿者燥之，热者凉之，寒者温之，虚者补之，未有不安者也。"这是强调审证论治，又说"妇人咳嗽者，由机体虚，外受于寒热风湿所得也"，病因系外邪所客，治当祛邪为主。妇人妊娠咳嗽"嗽不已则传于腑，妊娠病久不已者则伤胎也"。故宜在方药中酌加人参、白术、五味子以固胎气。

关于妇人妊娠诸种病证的因机证治，具体论述如下。

妊娠期间，出现严重的恶心呕吐，头晕厌食，甚则食入即吐者，称为"妊娠恶阻"，又称"妊娠呕吐""子病""病儿""阻病"等。陈自明引古代医家对此病的认识指出："夫妊娠阻病者，按晋殷《产宝方》谓之子病。《巢氏病源》谓之恶阻。"本病相当于西医学的妊娠剧吐。恶阻是妊娠早期常见的病证之一，治疗及时，护理得法，多数患者可迅速康复，预后大多良好。导致妊娠恶阻的病因，陈自明认为主要有妇人禀赋怯弱、风气外感、痰饮内阻。禀赋怯弱是体质因素，风气外感为外因，痰饮内阻为内生之邪胃气不调或风冷乘之，冷搏于胃，而致痰饮内生，这些因素影响到胃，致胃气不和，胃气当降不降，而致恶阻。本病的临床表现："其状颜色如故，脉息和顺。但觉肢体沉重，头目昏眩，择食，恶闻食气，好食酸咸；甚者或作寒热，心中愦闷，呕吐痰水，胸腑烦满，恍惚不能支持。"病情有轻重之不同，"轻者，不服药亦不妨；重者须以药疗之"。临证注意事项：第一，慎用半夏。在恶阻病的治疗用药上，陈自明指出虽然古人有用半夏茯苓汤、茯苓丸二方专治阻病，但当少用，因方中"半夏有动胎之性""盖胎初结，虑其易散，此不可不谨也"。故陈自明之黄龙汤、白术散、人参丁香散、人参橘皮汤、醒脾饮等方治疗恶阻时，"皆不用半夏动胎等药"。提示后人在治疗恶阻时不要选用半夏化痰止呕。第二，凡妊娠恶食者，以所思食任意食之，必愈。

妊娠期出现腰酸腹痛，胎动下坠，或阴道少量流血者，称为"胎动不安"，又称"胎气不安"。妊娠胎动不安责之"冲任经虚，胞门、子户受胎不实故也"，基本病机在于冲任气血亏虚，胎元不固。究其病因，陈自明认为可以概括为两大类：一为母体或胎儿之因；二为外来诱发之因。陈自明指出："一因母病而胎动，但疗母疾，其胎自安。若胎不坚固自动，其母疾唯当安胎，其母自愈。"因母体即孕妇本身的身体有疾，导致胎动不安，但疗母疾，而胎自安。如妇人中年之后，气血亏损，而见崩中、带下之疾；或月信愆期，渐觉黄瘦，腰背不伸，五心烦热，五劳七伤之疾从此而生，不独胞门、子户风寒而生也。这些妇人本身的疾病导致的胎元不固，当从妇人施治。而对于胎儿本身发育的原因出现的胎不坚固，则唯有安胎以疗子，以期自愈。诱发之因包括劳役过度，触冒冷热，饮食不适，居处失宜，饮酒、房室过度，喜怒不常等因素，可致胎气受损而致胎动不安。陈自明以阿胶、当归、人参、黄芪等补养气血，以艾叶、干姜、葱白等温暖胞宫，抓住了胎动不安之气血亏虚的主要病机特点，同时体现了陈自明认为妊娠病胞宫多寒的特点。胎气受损，轻者只是转动不安，重者便致伤堕，当通过母之形色来审察。陈自明指出："母面赤舌青色者，儿死母活；唇口青，两边沫出者，子母俱死；面青舌赤，口中沫出者，母死子活也。"

妊娠期阴道少量出血，时下时止，或淋漓不断，而无腰酸腹痛者，称为"胎漏"，亦称"胞漏"或"漏胎"等，即陈自明所述"妊娠漏胎下血"和"妊娠卒然下血"。陈自明指出："此由冲任脉虚，不能约制手太阳、少阴之经血故也。冲任之脉为经络之海，起于胞内。手太阳小肠脉也，手少阴心脉也，是二经为表里，上为乳汁，下为月水。有娠之人，经水所以断者，壅之养胎，蓄之以为乳汁也。冲任气虚则胞内泄，不能制其经血，故月水时下，亦名胞漏。血尽则人毙矣。又有因劳役、喜怒哀乐不节，饮食生冷，触冒风寒，遂致胎动。若母有宿疾，子脏为风冷所乘，气血失度，使胎不安，故令下血也"；"夫妊娠卒然有损动，或冷热不调和，致伤于胎，故卒痛而下血。若不止之，则堕胎也"。冲任气虚，胞宫不固，为本病的病机特点，同时本病发生又与少阴心、太阳小肠关系密切。故治疗当理气血、补冲任固胞宫。

妊娠惊胎及僵仆，是指怀孕将足月，此时胎儿神识已具，或将产之时，从高坠下，伤损胞络，气滞血瘀，致血下胎动，遂上抢心胸，致气绝不醒。病情危急，当根据四诊资料对母子生命状况进行判断。陈自明根据其临床经验指出："母面赤舌青，口无沫出者，儿死母活；唇口俱青沫出者，子母俱死；面青舌青，沫出，母死子活。若下血不止，胞燥胎枯，令子死矣。"

妊娠胎上逼心，又谓之子悬，指妊娠期中胸腹胀满，甚或喘急疼痛，烦躁不安。本病成因，陈自明认为是"节适失宜"，孕期调护失宜，导致气血乖违，而儿在母腹中驱动，胎动气逆，则胎上冲逼于心。

妊娠期间，因不慎误服毒药，伤动胎气，致腹痛，下血，胎上抢心，甚胎死腹中。胎尚存活者，解毒、养血安胎为治。胎儿已死，急当攻下。

妊娠期出现卒然心痛，甚痛不可忍，发作欲死的病证，即为妊娠心痛，包括"真心痛"和"胸痹"。本病之来，多因风邪痰饮乘于心之经络，邪气搏于正气，正邪交争，经络不通，故交结而痛。根据邪伤经脉部位之不同，有真心痛和胸痹。若伤心正经而痛者，为真心痛。心为帝王之官，统领诸脏，不可受邪。邪若伤之，朝发夕死，夕发朝死。若伤心支别络而痛者，则乍安乍甚，休作有时也，即胸痹。妊娠之人，若有病而痛不止的，因气乘胞络，伤损子脏也，则令胎动不安；胎动不安而动于血者，则可见下血，故当谨慎施治。

妊娠心腹痛，即妊娠期出现心下、肚腹疼痛的病证。本病之来，或由宿有冷疾，或新触风寒，风寒湿冷、痰饮与脏气相击，寒冷邪气随气上下，上冲于心，则心下痛，下攻于腹则肚腹痛，故令心腹痛，而攻伤不已，则致胎动。又或者因喜怒忧虑过度，饮食失节，气机失于条达，郁而不通，而致心腹疼痛。

妊娠之人忽然出现心腹刺痛、闷绝欲死的症状，为妊娠中恶。本病的发生，是因气血不和、精神衰弱之人为邪恶之气所中，邪毒之气中胎而成妊娠中恶。本病易损胎孕。

妊娠腰腹及背痛之因机，责之肾虚与气血弱。陈自明认为肾主腰足，妇人肾以系胞，妊娠本需肾精之资助，若因劳伤损动肾经，则经虚而风乘之，则腰背痛，冷气乘虚入腹，则腹痛，故令腰腹相引而痛。妊娠，气血下注养胎，若血气虚，胞系失养，亦可见腰背腹部疼痛。若其痛不止，多动胎气，妊娠而腰痛甚者，则胎堕也。故急当补益以固胎。

心腹胀满，即胃腹胀满，妊娠期间出现胃脘、腹部胀满不舒。妊娠心腹胀满发生的原因，陈自明认为包括基础病因和诱发因素两个方面，基础病因是因妇人"腹内夙有寒气，致令停饮"，腹内素寒，寒性凝滞，水液停蓄为饮；诱发因素乃因"触冷饮"，妊娠期间饮食不节，贪凉饮冷，诱发寒邪水饮，阻滞胃肠气机，故令心腹胀满。

凡堕胎、小产连续发生 3 次以上者，称为"数堕胎"，亦称"滑胎"。本病的发生责之两个方面。一，气血虚损，子脏风冷，若血气虚损之人，子宫为风寒所苦，则血气不足，不能养胎，致胎不坚固，所以数堕胎。二，肾虚，也即陈自明所言"其妊娠腰疼者，喜堕胎也"，肾系胞胎，怀孕而见腰疼，肾虚明矣，肾虚，胞系失养，胎元不固，故会反复堕胎。

妊娠腹形小于相应妊娠月份，胎儿存活而生长迟缓者，称为"胎不长养"，亦称"胎萎不长""妊娠胎萎燥"。究其原因，陈自明指出主要有两个方面。其一为宿疾为患，因有宿疾未去，而后怀孕，冲任气血不能养胎，而致胎不长养；其二为孕期调理失宜，"或有娠时，节适乖理，致生疾病，并令脏腑衰损，气力虚羸，令胎不长"。故临证治疗，既要去其疾病，又须调补冲任、益其气血、扶养胎气。

妊娠期间出现咳嗽。究其因机有二：一者寒邪伤肺。因肺主气而外合皮毛，毛窍不密，则寒邪乘虚而入，故肺受之，致肺气不顺，宣肃失职，而咳嗽；二者他脏受邪。五脏六腑俱受气于肺，以其时感于寒而为嗽也。秋则肺受之，冬则肾受之，春则肝受之，夏则心受之。其诸脏嗽不已，则传于腑。临证需注意妊娠病嗽久不愈，会伤胎。

妇人妊娠期间出现吐血、衄血等血证，其发生原因，陈自明认为"皆由脏腑所伤"。因忧、思、惊、怒，七情过极，内伤脏腑，致气机逆乱，影响血液运行，故出现吐血、衄血等血证。临证中如果患者吐血而心闷胸满不止，心闷甚者死，病情凶险。妊娠出现血证，有堕胎之虞，需当谨慎处理。另外本病的治疗可参考《妇人大全良方》第七卷妇人吐血方论施治。

妇女妊娠期中出现烦躁、心胸烦闷等症，为妊娠子烦。陈自明认为本病的发生主要有四个原因。一，孕妇心惊胆寒，按胎孕规律"四月受少阴君火气以养精""六月受少阳相火气以养气"，因此少阴心、少阳胆不足，稍有引动则心惊胆寒，而多有烦闷。二，肺脏虚而热乘于心，妊娠期间若肺脏虚热扰心，心神不宁，亦令心烦。三，停痰积饮在心胸之间，或冲于心，亦令烦也。四，热气乘于心脾，夫足太阴，脾之经也，其气通于口。手少阴，心之经也，其气通于舌。若妊娠之人，脏腑气虚，荣卫不理，阴阳隔绝，热气乘于心脾，津液枯少，故令心烦而口干也。对于子烦的性质及是否夹有痰浊可根据病情分析。若因热而心烦者，但热而已；热气乘于心脾，伤津者，则心烦而口干；若有痰饮而烦者，则见呕吐涎沫，恶闻食气，烦躁不安，剧则胎动不安。

妊娠中风，临床可见恍惚惊悸，手足顽痹不仁，四肢挛急，口眼歪僻或弛纵。陈自明认为，夫四时八方之气，即风，其不从其乡来者，名为虚邪，能贼害万物，而妊娠体虚，风邪趁人体虚而中之，人体五脏之腧皆在背部，风邪皆从腧而入，随所伤脏腑、经络而为诸病也。若风邪客于皮肤，入于经络，即顽痹不仁。若入于筋脉，夹寒则挛急歪僻，夹温则弛纵。若入脏腑，则恍惚惊悸。同时临证需注意，妊娠中风，若不早治，有堕胎之虞。

风痉，临床表现为口噤语涩，项背强急，严重者出现角弓反张，冒闷，昏不识人，须臾自醒，良久复作，又名"痉病""子痫""子冒"。本病发生的原因，陈自明认为是因妊娠体虚，风邪乘虚伤太阳之经络，若又遇风寒相搏，太阳经脉拘急则发为风痉。

妊娠数月，腹部异常增大，隐隐作痛，阴道反复流血或下水泡如虾蟆子者，称为"鬼胎"，亦称"伪胎"。陈自明认为因荣卫虚损，精神衰弱，精血虽凝而终不成形，胞内结块，状如怀娠，而成鬼胎。

妊娠外感病证包括"妊娠伤寒""妊娠时气""妊娠热病"。

妊娠伤寒，陈自明认为因妊娠体虚，为风寒邪气所伤而成。病轻者淅淅恶寒，翕翕发热，微咳鼻塞，数日乃止；病重者头疼体痛，先寒后热，久而不愈则伤胎。陈自明指出凡妊妇伤寒，用药宜有避忌，不可与寻常妇人一概治之，并且治伤寒药与安胎药可以相间服用。

所谓时气，"夫四时之间，忽有非节之气。如春应暖而反寒；夏应热而反冷；秋应凉而反热；冬应寒而反暖，非其节而有其气"，因四季气候反常而出现的六淫邪气。因"一气之至，无人不伤，长少虽殊，病皆相似者，多夹于表毒也"，非节之气导致很多病患同时出现，而且症状相似，"其时普行此气"所以称为时气。若妊娠期间为时气所感，即妊娠时气。时气所感多热，热易伤津耗气，故清热养阴生津为常法。妊娠期间因气血下注养胎，妇人身体负荷重，故遇时气所感，比平常人病情更重，且当防伤胎孕。陈自明认为"夫冬时严寒，触冒伤之，藏于肌骨，夏至乃发壮热，又为暑病，即热病也"。

妊娠热病乃因冬伤于寒，寒气蕴积至夏而发病。热病需与中暑鉴别，热病脉盛，中暑脉虚。妊娠热病尽早治疗，需防伤胎。陈自明认为"非节之气，伤于妊妇；热毒之气，侵损胞胎。遂有坠胎漏血，俱害子母之命也"。外感时气、热毒，有伤胎孕之忧。"因母患热病，至六七日以后，脏腑极热，熏煮其胎，是以致死"，故当预为防范。

妊娠病疟是指妊娠期间出现间歇性发作的寒战、高热，继以大汗而缓解的病证。或先寒后热，或先热后寒；或寒多热少，或热多寒少。或一日一发，或一日二三发；或连日、或间日发，或三四日一发。妊娠病疟的原因，是由于夏伤于暑，暑客皮肤，至秋因劳动血气，腠理虚而风邪乘之所致。动前暑热，阴阳交争。阳盛则热，阴盛则寒；阴阳相离，寒热俱歇。若邪动气，至交争则发，故疟休作有时。因妊娠期间发疟，寒热之气相迫，易伤于胎。《内经》："黄帝问曰：妇人重身，毒之奈何？岐伯曰：有故无殒。帝曰：愿闻其故，何谓也？岐伯曰：大积大聚，其可犯也，衰其大半而止。"在治疗上，陈自明继承《内经》思想，指出应"审药之性味，明治疗之方，处于中庸，与疾适好于半而止之，勿过而余，则何疑于攻治哉"，根据疾病处方用药，攻邪之品当用则用，只不可过用，衰其大半即可，防伤胎。

妊娠霍乱指妊娠期间出现发热、吐痢、头痛、体疼、心腹痛、或手足逆冷等见症，用方可与《妇人大全良方》第七卷第二论妇人霍乱方通用。本病的发生因饮食过度，触冒风冷，使阴阳不和，致清浊相干，肠胃虚而受之。因妇人有妊，需防吐痢甚者伤胎。

妊娠期间出现的泄泻，治疗可与《妇人大全良方》第八卷之妇人泄泻方参看。先当辨冷热之不同。其中水泻青白或黄白，或水谷不化，腹痛肠鸣，脉弱而紧，为内伤冷，即洞泄寒中。而泄注如水，泻下深黄色及有完谷，小便赤，腹胁胀满，烦躁喜饮，时时呕逆；或下利清水，或小便不利，得热则极，脉虚大而数，则为协热利。治疗的基本法则，陈自明指出："凡治泄，先须理中焦，如理中汤、丸是也。次即分利水谷，如五苓散是也。治中不效，然后断下，即用禹余粮、赤石脂是也。"治疗用药上，除本节用药外，参考妇人泄泻用药。对协热利，"先以五苓散利小便，次以黄连阿胶丸或三黄熟艾汤"。凡泄泻色黄而有沫，肠鸣腹胀满、微痛，其脉沉紧而小数，谓之冷热不调，宜戊己丸和之。凡暴下或青或白，水谷或化或不化，腹胁或胀或不胀，或痛或不痛，全不思食，其脉内虚外实，右关脉沉紧者，谓之飧泄，先去沉积，宜感应丸，后调和之。

妊娠期间出现心腹搅刺疼痛，大便脓血赤白杂下或下黄水，因临床表现不同，有"滞下""滞痢""鱼脑痢""血痢"等名。本病的成因，陈自明认为：一者因"妊娠之人，胞血既闭，脏气不理，脾胃易伤"，妊娠期间脏气虚弱，脾胃易伤；二者因"恣食腥肥生冷"，妊娠后饮食没有节制，过食肥甘厚味、油腻荤腥、生冷之品，导致饮食停滞不化，脾胃受损。脾胃受损后，"冷热相搏"；"大肠虚冷，热气客于肠间"；"热气乘之则赤，冷气乘之则白"，而致赤白杂下或有黄水。其中"心腹搅刺疼痛，脓血赤白杂下"者，为滞下。"赤白相杂，而运滞水止"为滞痢。"如白脓涕而有赤脉如鱼脑"为鱼脑痢。"热乘血入于大肠"，以赤为主，为血痢。故治疗当调寒热、健脾胃、理气血。

妊娠期间，出现大小便不通，陈自明认为"因怒，中气充子脏"，或由于身热入脏、脏腑气实，若热结于大肠，则大便不通；结于小肠，则小便不通；若大小肠俱为热所结，则烦满而大小便皆不通，随热结之处现在不同的病证。故临证治疗应以"安胎除热"为法。妊娠小便不通，指妊娠期间出现小便不通，伴见心胁、小腹气涩而喘急。本病发生的原因，陈自明指出可"由小肠有热，热入于脬，内热结甚者，故令小便不通"，即小肠热移膀胱，内热结聚而小便不通；又引陈无择论指出"妊娠胎满逼脬""胞系了戾"，妊娠胎儿压迫膀胱，而致小便不通，故又名"转胞"或"转脬"。治疗上除清热、利尿、逐水外，陈自明引王子亨见解指出"妊娠小便不通，特避寒药"，过于寒凉的药不用。

妊娠期间，尿频、尿急、淋漓涩痛者，称为"妊娠小便淋痛"，亦称"子淋"。陈自明指出："妊娠之人胞系于肾，肾间虚热而成淋，疾甚者心烦闷乱，故谓之子淋也。"因肾与胞胎之间的密切联系，本病病机责之肾虚、膀胱有热。肾虚不能制水，则可见小便频数。膀胱有热，则小便淋漓涩痛。本证治疗，陈自明主要以清利湿热治标为主。

妊娠遗尿，即"妊娠尿不知出时"，孕妇无意识地排尿。究其缘由，陈自明认为是"胎满故也"，即胎儿压迫膀胱所致。故治疗上，可以收涩，加之孕后阴血亏少，又当养阴。

妊娠尿血是指妊娠期小便带血。陈自明认为妊娠尿血的发生，是"由劳伤经络，有热在内，热乘于血，血得热则流溢、渗入脬，故令尿血也"。故治疗当清热凉血利尿。

陈自明所论妊娠胎水肿满，包括妊娠胎水过多和妊娠肿胀。妊娠胎水过多，可见腹大异常，胸膈胀满，甚或喘不得卧者，即陈自明所言"通身肿满，心腹急胀，名曰胎水"。妊娠肿胀，则表现为肢体面目发生肿胀，即陈自明所谓"妊娠喜脚肿，俗呼为皱脚"。陈自明指出妊娠胎水肿满发生的原因主要有三个方面：①"脏气本弱，因产重虚，土不克水"，指妊娠脾虚，而脾虚的成因"或因泄泻下痢，脏腑虚滑，耗损脾胃；或因寒热疟疾，烦渴引饮太过，湿渍脾胃"，脾虚水湿不运，停蓄肌肉之间，故皆能使头面或手足浮肿也，停蓄胞胎之中，则"然水渍于胞，儿未成形，则胎多损坏"。②"妇人宿有风寒、冷湿"：风寒、冷湿之气，阻抑气机，水湿不运，致水湿停蓄为病。③"妊娠气壅"：气壅即气滞，孕后胎儿渐大，阻塞气机，气机不畅，气滞湿郁，蓄积于胞，以致胎水肿满。故临证治疗当健脾、理气、化湿。

妊娠期间，吃得过多或吃生冷食物而引起的消化不良，为妊娠伤食。陈自明根据《内经》理论"饮食自倍，肠胃乃伤"及"阴之所生，本在五味；阴之五宫，伤在五味"，指出妇人在孕期因饮食不节、不慎食用生冷毒物，或恣性食啖喜食之物，致伤脾胃，而成妊娠伤食。治疗一方面当消食，另一方面当考虑脾伤需健脾，同时不能伤胎，故陈自明说妊娠伤食用药最难。

妇人脏躁，是以精神抑郁，心中烦乱，无故悲伤欲哭，哭笑无常，呵欠频作为主要表现的情志疾病。妇人妊娠，阴血下注养胎，心血不足，心神失养，故可见脏躁悲伤。心主神明，而脾为气血化生之源，故治以补益心脾。

六、 妊娠病的用药特点和规律

有研究者对《妇人大全良方》妊娠门收录的方药进行数理统计

分析，得出结论：使用补气居第一，补血次之。再则为利水消肿、发散风寒、清热凉血，活血行气之品乏见，这也是妊娠病的特殊之处。这表明妊娠有禁忌，用药范围较窄。这与陈自明的主张是一致的。陈自明郑重提出妊娠时治病用药应慎重，他说："凡妊娠有疾，投以汤药，有伤胎破血者之忌。"若"妊妇有疾不可不投药"时，"必在医者审度疾势轻重，量度药性高下，处以中庸……。视其疾势已衰，药宜便止。则病去母安，子亦无损"（《妇人大全良方·娠子论第二》）。这段话明确指出妊娠用药病去即止的原则。根据数理统计结果，妊娠门常用补气的药物有甘草、茯苓、人参、白术、当归、白芍、阿胶。陈自明强调母体虚弱、气血不足、胎失濡养为导致滑胎的基本病因，其病机与肾气的盛衰、脾气的健运、冲任的失调有密切关系，故固肾气、强冲任、补气血、健脾胃是治疗滑胎的关键。

在妊娠门中，除用药功效有所避忌之外，用药性味宜忌也需要注意。陈氏认为妊娠时要合理用药，病退则止。妊娠用药宜清凉，不可妄用桂枝、半夏、桃仁、朴硝等。凡用药，病稍退则止，不可尽剂，此为大法。总体上妊娠病用药宜清凉，使用药物以甘苦为主，苦味药多寒凉。陈氏对很多妇科疾病用药也有独特的经验。如《妇人大全良方》认为"半夏乃健脾气、化痰滞之主药也。脾胃虚弱而呕吐，或痰涎壅滞，饮食少思，胎不安，必用茯苓半夏汤，倍加白术。半夏、白术、茯苓、陈皮、砂仁，善能安胎气，健脾胃，予常用验矣"。

七、 妊娠期饮食用药宜忌

关于妇人妊娠期饮食宜忌，陈自明提出："饮食精熟、酸美之品，宜食大麦，毋食腥辛"；"其食稻粳，其羹鱼雁，是谓成血气，以通耳目而行经络"；"调以五味，是谓养气，以定五脏……无大饥，无甚饱，无食干燥，无自炙热，无大劳倦"。意思是孕妇的饮食应富于营养且易于消化，以维持母体和胎儿发育的需求，但孕妇进食不宜过饥过饱，不宜多食膏粱厚味及辛辣之品，以免助湿生热，于胎儿不利。

妇人妊娠期是一个特殊的生理时期，用药一定要慎重。《妇人大全良方》中陈自明专门编撰了"孕妇药忌歌"，列出六十多种孕期禁用或慎用的药品。这些药物或有毒，或剧烈，或催吐，或活血破血，有可能导致流产或损伤胎元。这是对《内经》有关妊娠时期"有故无殒，亦无殒也"内容的进一步发挥。

陈自明认为考虑妊娠用药禁忌是为了避免流产，首先应避开毒药，他列举出多种妊娠应禁忌的药物。其中有剧泻药巴豆、芒硝、芫花、大戟、甘遂、牵牛子，催吐药黎芦，活血破血药川牛膝、三棱、苏木、桃仁、红花以及药性猛烈、毒性较强的药物水蛭、虻虫、斑蝥、麝香等。陈自明反对滥用通经或泻下药，如伤寒之证，一般情状下不分男女，皆可据情使用汗吐下之法，但是要求"妊娠用药，宜清凉，不可轻用桂枝、半夏、桃仁、朴硝等类。凡用药，病稍退则止，不可尽剂，此为大法"。现代药理证明，牛膝、三棱、干漆等为子宫平滑肌兴奋药，大戟、巴豆、芒硝、牵牛子、芫花、桃仁等为刺激性泻药，可致胎盘充血，黎芦有催吐作用，且有毒性。

关于妊娠禁忌药的产生，它是古代医家在长期的医疗实践中，观察到某些药物具有损害胎元以致堕胎的副作用，于是就将这些药物列为妊娠禁忌药。其中根据药物对胎元的损害程度不同，又分为禁用和慎用两类。禁用的大多是毒性较强或药性猛烈的药物，慎用的包括通经活血、行气破滞，以及辛热等药物。历代医家在临证实践中，并不困束于这些禁忌药，而多循《内经》提出的"有故无殒"的原则，辨证施治，大胆用药。在妊娠药忌问题上，虽然理论上明确提出了药禁范畴，但由于历史条件的限制，古代医家大多数是从实践中总结妊娠用药禁忌，导致在妊娠用药禁忌上具有局限性。很多在药禁中提出的药物，在临床上运用并无不良反应，这就需要我们将前人理论与实践结合考虑。对某些毒性强大，药性峻猛的禁忌药，应严格遵循古训，禁用于孕妇。对某些毒性较小、药性不是很峻烈的禁忌药，可在辨证论治的原则指导下，根据"有故无殒"的原则，大胆配伍运用。正如名医周学霆所说："凡有是证，当用是药。俗医以参芪苓术为安胎圣药，以大黄、芒硝为犯胎之禁药，而不知胎热水涸，参芪苓术又为犯胎之禁药，大黄、芒硝又为安胎之圣药。"某些经历代医家反复运用，均未见有损胎元的禁忌药，应大胆将其排除在禁忌药之外。例如半夏，程门雪先生说过："半夏为止呕主药，后人以动胎忌之，甚可惜。或调姜制则不碍胎，亦理想之谈。惟众欲所趋，不得不随波逐流，实则不必忌也。"秦伯未先生在其《中医临证备要》中说："但前人于胎前病多用之，现亦经常使用，未见不良反应。"对前人未列入妊娠禁忌药的范畴，而依据现代研究有损胎元的药物，应将其归入妊娠禁忌药范畴。只有客观理性地去认识古人所提到的妊娠禁忌药，才能使我们在临床实践中不会因禁而弃药，又不会因用药不当而影响母子健康。

附：孕妇药忌歌

蚖斑水蛭地胆虫，乌头附子配天雄。

踯躅野葛蟤蛄类，乌喙侧子及虻虫。

牛黄水银并巴豆，大戟蛇蜕及蜈蚣。

牛膝藜芦并薏苡，金石锡粉及雌雄。

牙硝芒硝牡丹桂，蜥蜴飞生及䗪虫。

代赭蚱蝉胡粉麝，芫花薇衔草三棱。

槐子牵牛并皂角，桃仁蛴螬和茅根。

檽根硇砂与干漆，亭长波流茵草中。

瞿麦蔺茹蟹爪甲，猬皮赤箭赤头红。

马刀石蚕衣鱼等，半夏南星通草同。

干姜蒜鸡及鸡子，驴肉兔肉不须供。

切忌妇人产前忌，此歌宜记在心胸。

八、化裁经方治疗妊娠病

（一）胶艾汤

胶艾汤源自《金匮要略·妇人妊娠病脉证并治》，"妇人有漏下者，有半产后因续下血都不绝者，有妊娠下血者，假令妊娠腹中痛，为胞阻，胶艾汤主之。"《妇人大全良方·妊娠漏胎下血方论第五》中说："夫妊娠漏胎者，谓妊娠数月，而经水时下也。此由冲任脉虚，不能约制手太阳、少阴之经血故也。冲任之脉为经络之海，起于胞内。手太阳小肠脉也，手少阴心脉也，是二经为表里，上为乳汁，下为月水……冲任气虚则胞内泄，不能制其经血，故月水时下，亦名胞漏。血尽则人毙矣。又有因劳役、喜怒哀乐不节，饮食生冷，触冒风寒，遂致胎动。若母有宿疾，子脏为风冷所乘，气血失度，使胎不安，故令下血也。"这里陈自明明确指出，妇人漏下是由于冲任脉虚，阴气不能内守，导致血不摄而下，因此可以使用胶艾汤治疗。胶艾汤以四物汤养血和血，阿胶养阴止血，艾叶温经暖宫，甘草调和诸药，清酒以行药力，全方具有调补冲任、固经养血的作用。因此，不管是经水淋漓不断的漏下、半产后的下血不止，还是妊娠胞阻下血，只要病机是冲任脉虚，阴气不能内守，都可以用此方。

（二）当归芍药散

此方见于《金匮要略》，用于治疗腹中隐痛。《妇人大全良方·妊娠小腹痛方论第十五》："妊娠小腹痛者，由胞络宿有风冷，而妊娠血不通，冷血相搏故痛甚，亦令胎动也。"《妇人大全良方·妊娠心腹痛方论第十二》："当归芍药散治妊娠腹中绞痛，心下急痛，及疗产后血晕、内虚、气乏，崩中，久痢。常服通畅血脉，不生痈疖，消痰养胃，明目益津。"《妇人大全良方》中对腹痛病因描述为"胞络宿有风冷"，病机为"妊娠血不通，冷血相搏故痛甚"。当归芍药散中重用芍药敛肝、和营、止痛，佐归、芎以调肝和血，配以茯苓、白术、泽泻健脾渗湿。

（三）白术散

《金匮要略》中说："妊娠养胎，白术散主之。"此方适用于脾虚而寒湿中阻，每见脘腹时痛，呕吐清涎，不思饮食，下白带，甚至胎动不安等症。白术散健脾温中，除寒湿以安胎，方中以白术健脾燥湿，川芎和肝舒气，蜀椒温中散寒，牡蛎除湿利水，且白术伍川芎，功能健脾温血养胎，蜀椒配牡蛎则有镇逆固胎的作用。《妇人大全良方·妊娠胎不长养方论第二》在论述"疗妊娠养胎"时同样用到白术散，其理法方药与《金匮要略》相同。

（四）当归茯苓散

《妇人大全良方·妊娠伤寒方论第四》："当归茯苓散，治妇人伤寒，腹中隐痛。"方中当归、茯苓、白术各二两，白芍药半斤，泽泻、川芎各四两，其组成与《金匮要略》中当归芍药散相同，但比例不同。以方测证可以看出，本方主症除具有腹中拘急、绵绵作痛外，并有小便不利、足跗浮肿等症。所以方中重用芍药敛肝、和营、止痛，佐归、芎以调肝和血，配以茯苓、白术、泽泻健脾渗湿。

（五）赤石脂散

据研究者考证结果表明，《妇人大全良方》中所用赤石脂散就是《伤寒论》中的桃花汤。《妇人大全良方·妊娠泄泻方论第一》："疗妊娠白脓痢，腹中冷"，赤石脂散主之。《伤寒论》中关于桃花汤描述的文字有："少阴病，下利，便脓血者，桃花汤主之"；"少阴病，二三日至四五日，腹痛，小便不利，下利不止，便脓血者，桃花汤主之"。文中所论述病证的病机为少阴气虚，关门不固，脾气虚衰，气不摄血，故治以温阳固脱、涩肠止利。方中赤石脂温阳固脱，干姜补虚温中，粳米养胃和中。

（六）葵子散

《妇人大全良方·妊娠小便不通方论第四》："治妊娠小便不利，身重恶寒，起则眩晕及水肿者。王子亨云：妊娠小便不通，特避寒药。又名茯苓汤。"有研究表明，此条所说的茯苓汤即为葵子散，它与《金匮要略》中的葵子茯苓散名称虽然不同，但是方剂组成实质上是一样的。《金匮要略》在论述葵子茯苓散时说道："妊娠有水气，身重，小便不利，洒淅恶寒，起即头眩，葵子茯苓散主之。"妊娠水肿即后世所称"子肿"，多因胎气影响，膀胱气化被阻，水湿停聚所致。病机关键在于气化不行，小便不利。本方以葵子滑利通窍，茯苓淡渗利水，使小便通利，水有去路。

（七）苦参汤

《妇人大全良方·妊娠小便不通方论第四》："治妊娠小便难，饮食如故"，可用苦参汤治疗。有研究表明，它与《金匮要略》中的当归贝母苦参汤实质上是同一个方剂。《金匮要略》中也有言："妊娠，小便难，饮食如故，当归贝母苦参丸主之。"妊娠妇女但见小便难而饮食如常，可知其病在下焦，湿热夹杂阴虚所致，故治以当归贝母苦参丸，用当归活血润燥；贝母利气解郁；苦参利湿热，除热结，与贝母合用，又能清肺而散膀胱郁热。

（八）八味丸

《妇人大全良方·妊娠小便不通方论第四》："八味丸，治妇人病，饮食如故，烦热不得卧，而反倚息……不得溺，故致此病，名转胞。但利小便则愈，以此药有茯苓故也。"《金匮要略》也有言："问曰：妇人病饮食如故，烦热不得卧，而反倚息者，何也？师曰：此名转胞不得溺也……但利小便则愈，宜肾气丸主之。"有研究表明，《妇人大全良方》中所说八味丸即是肾气丸，此方能振奋肾阳，肾阳充则气化行，小便通利，则其病自愈。

（九）大枣汤

《妇人大全良方·妊娠脏躁悲伤方论第十三》中记载了用大枣汤治妇人脏躁的案例："乡先生程虎卿内人黄氏，妊娠四五个月，遇昼则惨戚，悲伤泪下，数欠，如有所凭。医与巫者兼治，皆无益。仆年十四，正在斋中习业，见说此证，而程省元惶惶无计。仆遂告之管先生伯同，说记忆先人曾说，此一证名曰脏躁悲伤，非大枣汤不愈。虎卿借方看之甚喜，对证笑而治，药一投而愈矣。"研究表明，此处大枣汤即是张仲景创制的甘麦大枣汤，此方能补益心脾、安神宁心。《金匮要略》云："妇人脏躁，喜悲伤欲哭，象如神灵所作，数欠伸，甘麦大枣汤主之。"妇人脏躁多由情志不舒或思虑过多，肝郁化火，伤阴耗液，心脾两虚所致。方中小麦养心安神，甘草、大枣甘润补中缓急。《补正》云："三药平和，养胃生津化血，津水下达子脏，则脏不躁而悲伤太息诸症自去矣。"

（十）肾着汤

肾着汤出自《金匮要略》，治疗腰以下冷痛，如坐水中，形如水状，腰部沉重如带五千钱重物。《妇人大全良方·妊娠胎水肿满方论第八》："肾着汤治妊娠腰脚肿。"肾着，即寒湿痹着于腰部所致，因腰为肾之外府，故名肾着。其形成的原因是"身劳汗出，衣里冷湿，久久得之"，说明病程较长。寒主收引凝滞，湿性重浊而黏滞，寒湿所伤，阳气被郁，故腰以下冷痛，如坐水中，形如水状，腰部沉重，转动不灵，四肢困重。寒湿伤于腰之外府，未及肾之本脏，气化如常，津液自布，所以口不渴，小便自利，饮食亦未受影响。因湿伤于下，病在下焦，治疗需以祛除腰部经络寒湿为主，以肾着汤温行阳气、散寒除湿。

（十一）黄龙汤

《妇人大全良方·妊娠伤寒方论第四》："妊妇寒热头疼，嘿嘿不欲食，胁下痛，呕逆痰气；及产后伤风，热入胞宫，寒热如疟，并经水适来适断，病后劳复，余热不解。宜服黄龙汤。"黄龙汤的组成为小柴胡汤去生姜、半夏、大枣。《伤寒论》中记载，妇人寒热头疼，嘿嘿不欲食，胁下痛，均为少阳病症状，应服用小柴胡汤，由于患者产后伤风，温燥之品易于生风，因此去生姜、半夏、大枣等温性药物。

第四节 妇人产难用药心法

妇人以血为用，如果气血调畅，胎气安和，则生产自然顺利，正如陈自明所说"凡妇人以血为主，惟气顺则血顺，胎气安而后生理和"。在《妇人大全良方》中他对妇人临产前的护理和准备、生产的证候、引发难产的病因、难产的生死预后，以及难产的处理方法进行了系统论述。

一、引发产难的六条病因

他通过临床实践和观察总结了引起难产的六条病因：

（1）富贵之家的孕妇缺少运动　他把贫富之家的孕妇进行对比，发现贫家妇人生产较富家容易得多，原因是贫家妇人"日夕劳苦，血气舒畅，生理甚易"。鉴于此，陈自明得出结论：孕妇贵在运动。富贵之家的孕妇往往因为过于"保惜产母"，惟恐运动，故"羞出入、专坐卧"，加之由于情志因素导致"气闭而不舒快，则血凝而不流畅，胎不转动"，因此"生理失宜，临产必难，甚至闷绝"。

（2）妊娠后期房事太过　妇人妊娠已经六七个月，胎形已具，但是"世人不知禁忌，恣情交合，嗜欲不节"，导致"败精、瘀血聚于胞中，致令子大母小"。通过临床观察发现，生下孩子或头上有白膜一片，滞腻如胶，或儿身有青有黑，这都是"入月交合所致"。如此不仅会导致母病，其子"亦生浸淫、赤烂疮疡，俗谓之胎蛆，动逾岁月不瘥"。

（3）孕妇精神状态过度紧张　由于孕妇"临觉太早，大小挥霍，或信卜筮，或说鬼祟，多方误恐"，加之"被闲杂妇人、丧孝秽浊之人冲触"，导致"产母心惊神恐，忧恼怖惧"。

（4）临产（古时称坐草）过早，产道干涩　孕妇"临产初，腹痛或作或止"，此为弄痛，产婆疏率，"不候时至，便令试水，试水频并，胞浆先破，风飒产门，产道干涩"，及其儿转，便令坐草，坐草太早，儿转亦难。

（5）临产（古时称坐草）太久，胎死腹中　妇人表现出"直候痛极，眼中如火，此是儿逼产门，方可坐草"，如"坐草稍久，用力太过，产母困睡，抱腰之人又不稳当，致令坐立倾侧，胎死腹中"。

（6）生活起居护理不当　陈自明提出："时当盛暑，宜居深幽房室，日色远处，打开窗户，多贮清水，以防血晕、血闷、血溢妄行、血虚发热之证。冬末春初，天色凝寒，宜密闭产室，窒塞罅隙，内外生火，常令暖气如春，仍下部衣服不可去棉，方免胎寒血结，毋致产难，六也。孕妇入月断不可洗头，方免产难及横生逆产。"

二、 妇人生产的不同证候

妇人生产的证候不同，陈自明引用杨子建《十产论》做了论述。他说："凡人生产，先知此十产证候，则生产之妇永无伤损性命。"世人只关注生产的结果，而不知道在"生产之间，性命最重"，往往"须臾之间，子母之命悬于丝发"。因此，为医者，不可不明医理。他归纳了 11 种妇人生产的证候。

一曰正产：妇人怀胎十月满足，"阴阳气足，忽然腰腹作阵疼痛，相次胎气顿陷，至于脐腹疼痛极甚，乃至腰间重痛，谷道挺迸"，继之浆破血下，儿子遂生，此名正产。

二曰伤产：妇人怀胎，忽有七月八月而产；忽至九月十月而产；忽有经一年二年，乃至四年、五年而后产者。一切产母，"不可令人抱腰，产母亦不可妄乱用力"。凡产母用力，"须待儿子顺身，临逼门户，方始用力一送，令儿下生"，此方是产母之用力当也。若未有正产之候而用力过早，并妄服药饵，令儿下生，譬如揠苗而助之长，非独无益，而又害之，此名伤产。

三曰催产：妇人欲产，浆破血下，脐腹作阵疼痛，其痛极甚，腰重、谷道挺迸，已见是正产之候，但儿却未生，即可服药以催之。忽有经及数日，产母困苦，已分明见得是正产之候，但儿子难生，亦可服药以助产母之正气，令儿速得下生，此名催生。

四曰冻产：冬之月，天气寒冷，产母经血得冷，则凝结而不散，以至儿子不能生下。此之一弊，为害最深。故冬月"产妇下部不可脱去棉衣，不坐卧寒冷之处，当满房着火，令遍房常有暖气，常令产母背身向火，令脐下、腿膝间常有暖气"，若背上、心前少闻寒冷，须是暖炙棉衣以包之为贵，其血得热则流散，使儿子易生，此名冻产。若春秋之间，天地少有阴湿寒冷之气，亦可就房中以微炭火暖之为妙。

五曰热产：盛暑之月，欲产之妇当要其温凉得所，不可因热恣意取凉，反有伤损胎气。生产之处，不可多人，切恐"热气逼袭产母"，令"产母发热头痛，面赤昏昏如醉，乃至不知人事"，或发为血晕，此名热产。

六曰横产：儿子下生，先露其手，忽先露其臀，此因未当用力而产母用力之过。当令产母安然仰卧，令看生之人推而入去。凡推儿之法，先推其儿身，令直上，渐渐通手以中指摩其肩，推其上而正之，渐引指攀其耳而正之。须是产母仰卧，然后推儿直上，徐徐正之，候其身正、门路皆顺，煎催生药一盏，令产母服下，方可令产母用力，令儿下生，此名横产。

七曰倒产：因其母胎气不足，关键不牢，用力太早，致令儿子不能回转顺生，便只直下先露其足也。治之之法，当令产母于床上仰卧，令看生之人推其足，入去分毫。不得令产母用力，亦不得惊恐，候儿自顺。若经久不生，却令看生之人轻轻用手纳入门中，推其足，令就一畔直上，令儿头一畔渐渐顺下，直待儿子身转，门路正当，然后煎催生药，令产母服一盏后，方始用力一送，令儿生下，此名倒产。

八曰偏产：因儿子回转，其身未顺，生路未正，却被产母用力一逼，致令儿头偏拄左腿，忽偏拄右腿，致令儿虽近人门而不能生下。收之之法，当令产母于床上仰卧，令看生之人轻轻推儿近上，以手正其头，令儿头顶端正向人门，然后令产母用力一送，即使儿子生下。若是小儿头之后骨偏拄谷道，即令儿却只露额，当令看生之人，以一件绵衣炙令温暖用裹手，急于谷道外旁轻轻推儿头令正，即便令产母用力送儿生也，此名偏产。

九曰碍产：儿身已顺，门路俱正，儿子已露正顶而不能生下。盖因儿身回转，肚带攀其肩，以此露正顶而不能生，此名碍产。收之之法，当令产母于床上仰卧，令看生之人轻轻推儿近上，徐徐引手，以中指按儿肩下其肚带也。仍须候儿身正顺，方令产母用力一送，使儿子下生，此名碍产。

十曰坐产：儿子之欲生，当从高处牢系一条手巾，令产母以手攀之，轻轻屈足坐身，令儿生下，非令产母临生儿时坐着一物，此名坐产。

十一曰盘肠产：每临产则子肠先出，然后产子。产子之后，其肠不收，甚以为苦，名曰盘肠产。

三、　产难生死预后判断

妇人产难出现凶险症候，常常需要对母子的生死预后做出判断。陈自明依据临证实践和观察，总结出"产难生死诀"。

欲产之妇脉离经。沉细而滑也同名。

夜半觉痛应分诞，来日日午定知生。

身重体热寒又频，舌下之脉黑复青。

反舌上冷子当死，腹中须遣母归冥。

面赤舌青细寻看，母活子死定应难。

唇口俱青沫又出，子母俱死总高判。

面青舌青沫出频，母死子活定知真。

不信若能看应验，寻之贤哲不虚陈。

新产之脉缓活吉，实大弦急死来亲。

若得沉重小者吉，忽若坚牢命不停。

寸口涩疾不调死，沉细附骨不绝生。

审看此候分明记，长须念此向心经。

四、　妇人临产前的护理

《妇人大全良方》坐月门有十论，主要论及临产注意事宜。书中指出，妇人在临产时应准备的一些器材，以及孕妇所应该保持的状态。陈自明强调，妇人分娩是天然之理，产妇应正确认识，尽量减少紧张情绪，产房应保持安静清洁，指出："既觉欲产，不得喧哄，人力杂乱，大小怆惶。"他注重产前调养将息，强调血养则胎安，胎安才能产顺。产妇务要"熟忍"，宜"用力存养调停"，或"食软饭或粥少许，勿使产妇无力困乏"，以保证有足够体力以待正常之分娩。

五、　创制四首催生方

《妇人大全良方·催生方论》中收载四首催生方，第四首方用药仅四味，由兔脑髓、乳香、母丁香、麝香组成，除兔脑髓外，其他三味药味芳香，性善走窜，具有行气止痛、活血通经、催生等作用，是古代催生方中的常用药物。陈氏在前人经验的基础上，结合自己的临床经验，以兔脑髓为主药佐以芳香类药物制成"催生丹"，其催生效果较好。现代药理研究已证实，牛、羊、兔等脑髓中的脑垂体后叶主要含有两种能溶于水的激素，即催产素和加压素，有促进和加强子宫收缩的作用。丁香、乳香、麝香也均有不同程度收缩子宫的功用，尤以麝香更为显著。诸药配合，其收缩子宫与血管的力度更强，可用于宫缩无力或经日久产等难产病证，为后世产科医家所推崇。

第五节　产后病用药心法

产妇在产褥期内发生与分娩或产褥有关的疾病，称为"产后病"。根据《妇人大全良方》中的描述，常见的产后病有胞衣不出、产后血晕、产后精神异常、产后血崩、产后腹痛、产后中风、产后发热、产后身痛、恶露不尽、产后小便不通、缺乳，等等。

一、妇人产后调护方法

针对妇人产后血虚血瘀的特点，对产后的调护陈自明进行了详细的阐述。他指出："若未盈月，不宜多语、嬉笑、惊恐、忧惶、哭泣、思虑、恚怒、强起离床行动、久坐；或做针线，用力工巧，恣食生冷、黏硬果菜、肥腻鱼肉之物；及不避风寒，脱衣洗浴，或冷水洗濯。当时虽未觉大损，盈月之后即成蓐劳。手脚及腰腿酸重冷痛，骨髓间飕飕如冷风吹，继有名医亦不能疗。大都产妇将息，须是满百日方可平复。大慎！触犯此，多致身体强直如角弓反张，名曰蓐风，遂致不救。"对于产母来说，陈自明强调产后尚未满月者，情志过激、劳役过度、饮食生冷黏腻、风寒外袭等均不利于产后的恢复，故当谨慎，勿触犯之，否则有蓐劳、蓐风之患。"又不得夜间独处，缘去血心虚，恐有惊悸，切宜谨之"。因新产血虚，心神失养，恐受惊吓而致惊悸，当有人看护。又指出不要洗脚、刮舌、刷牙、低头等等，以防成血逆、血晕。满月之后，"尤忌任意饮食、触冒风寒、恣意喜怒、梳头用力、高声、作劳工巧、房欲，及上高厕便溺之类"；"凡产后满百日乃可会合，不尔，至死虚羸，百病滋长，慎之。凡妇人患风气，脐下虚冷，莫不由此早行房故也"。如此节养，摄至百日，始得血气调和，脏腑平复，自然安帖。

"治未病"是中医学的重要预防及治疗思想。《素问·四时调神大论》中说："圣人不治已病治未病，不治已乱治未乱……譬犹渴而穿井，斗而铸锥，不亦晚乎。"陈自明在《妇人大全良方·产后将护法第一》中再三强调产后将护当"辟风邪、养气血、下恶露、行乳脉"，关键在于"使恶露不滞"。调护方式方法多样，具体而言，有如下几点。

1. 产后靠坐、不可常卧、从心至脐下按摩

"不得便卧，且宜闭目而坐，须臾方可扶上床仰卧，不得侧卧，宜立膝，未可伸足。高倚床头，浓铺茵褥，遮围四壁，使无孔隙，免被贼风。兼时时令人以物从心至脐下，使恶露不滞，如此三日可止。仍不可令多卧，如卧多，看承之人宜频唤醒。旧说产妇分娩了，三日方可上床。若三日上床则必就地睡卧，又岂可令产妇近地气乎？"

2. 饮食调护

对于产后的饮食调护，《妇人大全良方》中有较为全面的论述。"分娩之后，须臾且食白粥一味，不可令太饱，频少于之为妙，逐日渐增之。"这段话的意思是，妇人分娩之后，须臾且食白粥一味，不可令太饱，少量频服，逐日渐增。并且煮粥时须煮得如法，不可以吃隔夜粥（经宿者）。又不可令温冷不调，恐留滞成疾。他指出："一腊之后，恐吃物无味，可烂煮羊肉或雌鸡汁，略用滋味，作粥饮之。或吃烂煮猪蹄肉（忌母猪及白脚猪肉），不可过多（今江浙间产妇多吃熟鸡子，亦补益，亦风俗也），三月之后，方可少食温面（食面早，成肿疾），凡吃物过多，恐成积滞。"从清淡新鲜、寒温适度的白粥，七天之后，逐渐增加到鸡、猪蹄、羊等肉类，并且面食三月之后方可食用，饮食调护顾护胃气，意在防食滞成疾。

《妇人大全良方》中还提到，不宜"恣食生冷，黏硬果菜，肥

腻鱼肉之物",产后饮食宜先清淡少量,富含营养且易于消化,后方可食用温补之物,如羊肉汤、鸡汁、猪蹄肉,以滋阴养血为主,少食胀气和涩肠类食物,且要忌食生冷辛辣之物,防止破气动血。又如"凡吃物过多,恐成积滞",指出产妇在生产过程中耗伤气血,产后身体虚弱,脾胃消化功能尚未完全恢复,此时饮食应当适量,不可过食,加重脾胃的负担。陈自明针对妇人产后诸多不足,善用膳食调补,如产后虚弱,兼心腹痛,欲得补气力用当归羊肉汤;产后崩中不止,下血用菖蒲酒;产后下痢,用胶蜡汤,方药组成为阿胶、当归、粳米、黄连;产妇腹中痛,虚眩不能支持,两胁当脐急痛,气上冲,前后相引痛,当进羊肉汤,方药组成为精羊肉、当归、川芎、生姜。

二、 各种产后病的因机论治

产后病的病因主要在于产后气血虚弱、瘀血内停,外感风冷邪气。在《妇人大全良方》一书产后门中记载了 66 种病证,其中有 26 种病证以"恶露不快,败血停凝"为主要病机。败血停凝瘀积即为瘀血,陈自明认为其产生原因有三,一则"产后虚弱,多致停积败血";此为因虚致瘀;二则"产后感冒风寒,恶露斩然不行"或"脏腑夹于宿冷,致气血不调",此为因寒致瘀;三则"分解之时恶血不尽,在于腹中",此为妊娠残留物滞留胞宫。其发病机制可以概括为三个方面:一是失血过多,亡血伤津,虚阳浮散,或血虚火动,易致产后血晕、产后痉证、产后发热、产后大便难等;二是瘀血内阻,气机不利,血行不畅,或气机逆乱,可致产后血晕、产后腹痛、产后发热、产后身痛、恶露不绝等;三是外感六淫或饮食、房劳所伤等,导致产后腹痛、产后痉证、产后发热、产后身痛、恶露不绝等。总之,产后脏腑伤动,百节空虚,腠理不实,卫表不固,摄生稍有不慎便可发生各种产后疾病。陈自明指出:"妇人百病,莫甚于生产。"

因产后气血虚衰,若行房过早,又或暑月贪凉取冷,致风冷内积,百病竟起。针对产后这一病机特点,陈自明指出凡产后七日内恶血未尽，不可服汤，候脐下块散乃进羊肉汤。有疼痛厉害的，两三日不解，可服泽兰丸至满月，丸药尽为佳，目的在于平复虚损。如果产妇极其消瘦病情危急的，服用五石泽兰丸调补。服药必在七日之后，不得过早服药，防恶露不尽，瘀血内留为患。凡妇人因暑月产乳，取凉太多，为风冷所袭，而成腹中积聚结块，病重欲死，诸方治疗没有效果，可以用桃仁煎治疗，产褥期后就可尝试本方。桃仁煎不仅可以用于产后瘀血结块，还可以作为妇人常用方。陈自明认为即便没有疾病，每年秋冬服一二剂，或者一年内不拘季节服用，对妇人有益。除此之外，针对产后血虚、血瘀的特点，陈自明总结了产后通用百病诸方。

具体来说，诸种产后病的因机论治如下。

（一）胞衣不出

胎儿娩出后，经过半小时胎盘不能自然娩出者，称为"胞衣不出"，亦称"息胞"。本病的发生，"产初时用力，等儿产出后身体已疲惫，不能更用力产胞，而经停之间，冷气由外乘虚侵袭，而致血道涩滞，寒瘀致胞衣不出。此病治之稍缓，就会出现腹中胀满，接下来就会上冲心胸，出现疼痛喘急。但服夺命丹以逐去衣中之血，血散胀消，胎衣自下而无所患。更有牛膝汤等用之甚效，录以附之"。针对胞衣不出的病机，扶正、祛邪促胞衣外出，防产后冲心而危急生命。

（二）产后血晕

产妇分娩后突然眼见黑花，头目旋晕，不能起坐，甚致昏闷不省人事、气闭欲绝，称为产后血晕。它是产后危急重症之一，若救治不及时，往往危及产妇生命，或因气血虚衰而变生他疾。产后血晕，陈自明指出本病是因败血流入肝经。又引郭稽中论曰："产后血晕者何？答曰：产后气血暴虚，未得安静，血随气上，迷乱心神，故眼前生花。极甚者，令人闷绝不知人，口噤、神昏气冷。"崔氏云："凡晕者，皆是虚热，血气奔并，腹中空所致。"产后血晕发生的原因有三：一为用心使力过多而晕；二为下血多而晕；三为下血少而晕。其晕虽同，其治各异，当详审之。下血多而晕者，即阴血暴亡，心神失养而晕，临床表现但昏闷烦乱而已，当以补血清心药治之；下血少而晕者，即瘀血停滞，败血流入肝经，气逆攻心而晕，乃恶露不下，上抢于心，心下满急，神昏口噤，绝不知人，当以破血行血药治之。为了预防产后血晕，崔氏云："欲分娩者，第一须先取酽醋以涂口鼻，仍置醋于旁，使闻其气，兼细细饮之，此为上法。如觉晕即以醋面，苏来即饮醋，仍少与解。一云仍少以水解之。一法烧干漆，令烟浓熏产母面即醒。如无干漆以旧破漆器，以猛火烧熏之亦妙。"古法有云："产妇才分娩了，预烧秤锤或江中黄石子，硬炭烧令通赤，置器中，急于床前以醋沃之，得醋气可除血晕。"产后一个月内，不防时用此法醋熏为妙。

（三）产后神志异常

产后神志异常包括产后癫狂、产后不语、产后乍见鬼神、产后惊悸。产后因受惊吓，败血冲心，而出现昏闷发狂，如有鬼祟者，是为产后癫狂。产后不语，指产后舌强不语。因"人心有七孔三毛，产后虚弱，多致停积败血，闭于心窍，神志不能明了；又心气通于舌，心气闭塞则舌亦强矣"，故令不语。产后乍见鬼神指产后心中烦躁，卧起不安，乍见鬼神，言语颠错的病证。心主身之血脉，若因生产伤耗血脉，导致心气虚，气虚血行无力致败血停积，败血上干于心，则导致本病。产后惊悸指因产后脏虚，心气不足，心之经为风邪所乘，而出现心神惊悸；或恐惧忧迫，令心气受于风邪，风邪搏于心则惊不自安。若惊不已则悸动不安，其状目睛不转而不能呼，诊其脉动而弱者，惊悸也。动则为惊，弱则为悸矣。

（四）产后中风

产后中风包括产后心惊中风、产后中风恍惚、中风口噤角弓反张等。产后因气血俱伤，脏腑皆虚，风邪乘虚而入，或致经络拘急、口噤角弓反张，或入扰心神而恍惚不定。宿有风毒，因产心气虚弱，风毒内陷经络而发风痉。症见心闷气绝、眼张口噤、遍身强直、腰背反偃、状如痫疾、心忪惊悸、言语错乱。若血气虚而风入于颔、颊夹口之筋。手三阳之筋，结入于颔，生产时因劳损腑脏，伤于筋脉，风若乘虚而入，则风邪偏搏三阳之筋脉，筋得风冷则拘急，故令口噤。体虚受风，风入于诸阳之经，则腰背反折、角弓反张。心主血，血气通于荣卫、脏腑，遍循经络。妇人以荣血为主，因产血下太多，气无所主，产则血气俱伤，脏腑皆虚，心不能统于诸脏，荣卫不足，即为风邪所乘，则令心神恍惚不定。又因产血下太多，气无所主，血气俱伤，而致虚极生风，症见唇青肉冷、汗出、目眩神昏等。

（五）产后汗证

产后汗证包括产后虚汗不止、产后冒闷汗出不识人以及产后汗出多而发生的变证痉证。产后血气皆虚，腠理不密，故多汗。"由阴气虚而阳气加之，里虚表实，阳气独发于外，故汗出也"，妇人因生产之时伤及阴血，而见阴气虚；气为阳，对于气实之人，阳加于阴，加之腠理不密，故令汗出，同时可见虚乏短气、身体柴瘦、唇口干燥、久则经水断绝等产后津液虚竭的临床表现。产后冒闷汗出不识人的发生，多因产后暴虚、心神失养所致。若见久不识人，或时复发，此为虚损兼受风邪所致，即因生产导致血气暴虚而外受风邪、邪行于脉中、营血受影响而致昏不识人。产后汗出多而变痉证，是因产后气血俱损，血虚加之气虚腠理不密而多汗，此时若遇风邪搏之则变为痉证，症见口噤不开、背强而直、如发痫状、摇头马鸣、身反折、须臾十发、气息如绝。病情较单纯汗多危急。针对气血亏虚，兼有风邪的病机特点，总以扶正为主，对于邪盛者，可祛邪以治标。

（六）产后身痛

产褥期内，出现肢体、关节酸痛、麻木、重着者，称为"产后身痛"，亦称"遍身痛""产后关节痛"。陈自明认为产后遍身疼痛发生的原因是因为产后百节开张，血脉流散，遇气弱则经络、分肉之间血多留滞；累日不散，则骨节不利，筋脉急引，与产后营血亏虚或风寒湿邪稽留有关。临床可见腰背不能转侧、手足不能动摇、身热头痛等症。根据其病机特点，总以补益营血、散寒止痛为法。腰乃肾府，而女子肾位系于胞，生产则致劳伤肾气，损动胞络，虚未平复而风冷客之，冷气乘腰，故令产后腰痛。

（七）产后恶露不尽

产后恶露持续3周以上，仍淋漓不尽者，称为"恶露不绝"，又称"恶露不尽""恶露不止"。产后恶露不绝的发生，由产后伤于经血，脏腑劳伤，气血虚损，冲任不固所致；或产后恶血不尽，血瘀于腹中，而产后胞络夹于宿冷、或产后当风取凉，风冷乘虚而搏于血，血则壅滞不宣，瘀血积蓄在胞宫而致。

（八）产后心痛

产后心痛，陈自明认为因余血上抢而致。心为血之主。若妇人本有宿寒，又因产大虚，气虚夹宿冷，寒搏于血，血凝不得消散，则血随气上冲击于心之络脉，故出现心痛，与气相搏则痛、困重，遇寒则结血尤甚，则变成血瘕，亦可令月水痞涩不通。若心络寒甚，传心之正经，则变为真心痛，朝发夕死，夕发朝死，则病情危急。针对寒瘀机制，当温通经脉为治，寒去则血脉温而经络通，心痛自止。

（九）产后腹痛

产后腹痛的发生与恶露不尽关系密切。产后恶血虽常通行，如果因外感五邪、内伤七气，暂时停止，致余血停积，壅滞不行，所下不尽，故令瘀血腹痛。诚如《产宝》所云："皆因妊娠当风取凉，则胞络有冷，至于产时，其血必少。或新产时而取风凉，皆令风冷搏于血，血则壅滞不得宣通，蓄积在内，有时恶露不尽，故令腹痛。"故产后腹痛之机制当责于恶露不尽、瘀血内停。由于产后气血俱虚，又遇风寒乘之，与血气相搏，随气上冲于心；或下攻于腹，故令产后心腹痛；或由母胎中宿有血块，产时其血未破散与儿俱下，又加之产妇脏腑风冷，使血凝滞于小腹不能流通，则令结聚疼痛，出现心腹刺痛，称为产后儿枕痛。若久痛不止，则变成疝瘕。

（十）产后胁痛

妇人产后，因血气壅痞出现两胁胀满疼痛，即产后胁痛。本病的发生是因膀胱宿有停水，加之产后恶露下之不尽，致水壅瘀结与气相搏，积在膀胱，故令胁肋胀满，气与水相激，故令胁痛。

（十一）产后心烦

因产后宿血不散、余血奔心，或产后气虚、冷搏于血、血气结滞、上冲于心，或产后阴血亏少、虚热内扰，致心烦闷，为产后心烦。

（十二）产后口渴

产后出现口干痞闷、口渴，即产后口渴。本病的发生，是因产后荣卫大虚，血气未定，又食面太早，胃不能消化，面毒结聚于胃脘，上熏胸中，出现口干燥渴、心下痞闷；或产母内积忧烦，外伤燥热，饮食甘辛，使口干痞闷。总以阴伤、胃脘结滞为基本病机，治疗以养阴生津或消积导滞立法。

（十三）产后乍寒乍热

产后乍寒乍热包括阴阳不和、败血不散所致乍寒乍热以及见寒热往来的产后疟疾。产后因血气虚损，阴阳不和，阴胜则寒，阳胜则热，阴阳相乘，则见或寒或热。

（十四）产后蓐劳

产后蓐劳，指产后出现虚羸喘乏、咳嗽痰逆、肢体倦怠、食欲不振、腹中绞刺、百节疼痛、自汗盗汗、寒热如疟等虚羸表现的病证。本病的发生因妇人生产致气血虚羸，又将养失所，而风冷客之；又或因产理不顺，疲极筋力，忧劳心虑而致。风冷搏于血气，则不能温于肌肤，使人虚乏劳倦，乍卧乍起，颜容憔悴，食欲不振。风冷邪气感于肺，肺感微寒，故咳嗽口干，遂觉头昏、百节疼痛。荣卫受于风邪，流注脏腑，须臾频发；时有盗汗、寒热如疟、背膊烦闷、四肢不举、沉重着床；妇人产理不顺，疲极筋力，忧劳心虑致令虚羸喘乏、寒热如疟、头痛自汗、肢体倦怠、咳嗽痰逆、腹中绞痛。总因气血虚弱、调护失宜所致，临床或以气血亏虚为主，或以阴虚阳亢之虚热内扰为主，根据病机特点分而治之。

(十五) 产后虚羸

《妇人大全良方》书中所论的产后虚羸包括产后虚羸和产后风虚劳冷。产后虚羸的病理机制往往是虚实夹杂：产时或产后暴伤阴血，或饮食不节，损伤脾胃，导致气血生化乏源，脏腑失于濡养，日久形成虚羸，即"产伤损脏腑，劳侵气血"，"或因饮食不节"。"邪之所凑，其气必虚"；"若五脏元真通畅，人即安和；客气邪风，中人多死"，由于人体诸虚不足，抗病能力比较弱，如护理不当，很容易感受风寒之邪，邪入于经脉，则使经脉挛缩而拘急，血因凝涩而不得畅通，就会形成瘀血，即"为风冷邪气所侵，搏于气血"。气血亏虚，"不能温于肌肤"则"疲乏"；瘀血不去，新血不生，血不能濡养肌肤，则"肌肤不荣""颜容萎悴"。治疗上主要以扶正为主，治法虽有补气、益血、温阳、滋阴之别，但重在补脾肾。补气主要用人参、黄芪等；益血主要用当归、熟干地黄、白芍等；温阳主要用干姜、附子等；滋阴主要用麦门冬、百合等。其中黄芪、白术等是补益脾胃的；熟干地黄、附子等是温阳补肾的。由于气血亏虚很容易成实、成滞、致瘀、感邪，从而演变成虚实夹杂证，故临证时还要兼以祛邪，活血、祛湿、解表、清热、息风、理气之法贯穿其中。活血主要用川芎、泽兰等；祛湿主要用白术、茯苓等；解表主要用北柴胡、防风、白芷、细辛、藁本等；清热主要用石膏、地骨皮等；息风主要用羚羊角等；理气主要用木香、浓朴等。此外，陈自明治疗产后虚羸善用血肉有情之品进行养血补虚，如羊肾、羊肉、小黄雌鸡等。对其预后，陈自明认为病情轻微，体质属年少气血充盛者，通过短暂休息诸不适就会缓解，"若人年齿少盛，能节慎将养，盈月便得平复"；"轻者，将养满日即瘥"；病情比较严重的，经过长时间的调理也不一定能康复，"重者，日月虽满，气血犹不调和"；假若病久不愈，"风冷入于子脏，则胞脏冷，亦使无子"。

(十六) 产后呕吐

《妇人大全良方》书中所论的产后呕吐包括产后腹胀满闷呕吐

不定和产后呕逆不食。呕吐非妊娠独有，产后也多见：①脾主运化，胃主受纳，产后恶露流出不畅，停留于子宫，逆于脾胃，导致脾"不能运化精微而腹胀"，胃"不能受纳水谷而生吐逆"；②脾胃为后天之本，气血生化之源，生产时伤动脾胃，导致气血生化乏源，加之生产时损伤血液，使血虚而阳气独盛，"气乘肠胃，肠胃燥涩"，胃气上逆，故见"呕逆不下食"。关于其治疗，陈自明认为不能单纯地见胀治胀，更不能见吐止吐，一定要辨证论治。如为"败血流散于脾胃"所致，可用抵圣汤活血化瘀、行滞消痰，使瘀化滞行，则痰湿自消而脾胃调和；如为脾胃虚寒所致，可用丁香散温中降逆；如为胃气不和，可用开胃散益气和胃；如为湿浊中阻，可用橘红、半夏曲、甘草、藿香等治之。

（十七）产后霍乱

产后霍乱，是由于生产时损伤气血，脏腑失于濡养而成虚损，此时若护理不当，"风冷易乘，饮食易伤"，导致阴阳升降不顺，清浊乱于肠胃，邪正相搏，从而出现"冷热不调，上吐下利"等表现。其基本治法是温中散寒，随证可选用白术散、附子散、温中散或高良姜散。由于该病来势凶猛，故一般采用散剂，因"散者散也，去急病用之"。如浊液流注膀胱，影响化气功能，导致水湿内聚，伴见"渴而欲饮水"，可用五苓散温阳化气，利湿行水；如脾胃虚寒，出现"不欲饮水"，可用理中丸温中散寒；虚寒比较严重者，加附子，或用来复丹。

（十八）产后伤寒

产后伤寒的病理机制包括：①妇女新产，亡血失津，阴虚则生内热，故见发热，即"血虚者，阴虚也；阴虚者，阳必凑之"；②血为气之母，新产失血，阳气溃散，阳虚阴寒内盛，阳浮越于外，热在肌肤，故见发热，即"寒极生热"；③产后恶露不尽，停留于体内，瘀而发热；④产妇血气两虚，未满月而过早下地劳动，易被寒邪所伤，从而出现轻微恶寒、发热的症状。针对"血虚"或"败血作梗"为患，临证治疗一般使用阴阳平和剂，如玉露散或四物汤用生地黄换熟地黄，加北柴胡等份煎服；若是阴阳不和，寒热往来，宜用增损四物汤；如败血不消，用夺命丹、大调经散、五积散，加醋煎效果更好；或据脉症选用人参当归散、秦艽鳖甲散、人参轻骨散、人参百解散、逍遥散等。切忌当作一般外感病而采用解表法进行治疗，也不能误以为是热入血室，而用小柴胡汤治疗；亦不能误认为是热病后期、余热未清、气津两伤，而用竹叶石膏汤治疗；更不能因用寒凉药无效而用温热剂，使其热更炽烈。如妇女新产触冒风寒时气患病，即便需用麻黄发汗，也不能过汗。因产后血虚，过汗必然导致腠理疏松，寒邪侵袭，表闭里郁，气机上逆，胃失和降则呕不能进食；血虚肠燥，传导失职则大便难；正虚血亏则脉微弱；血虚下寒，孤阳上浮，故只有头部汗出而全身冰冷。此时治用小柴胡汤加生干地黄扶正达邪，和利枢机，使外邪去，里气宣通，阴阳调和，诸症悉去。也可临证选用秦艽鳖甲散、人参轻骨散、神仙百解散等。

（十九）产后头痛

产后头痛的病因离不开血虚和血瘀：产后五脏皆虚，胃气不足，则受纳功能异常，谷气缺乏，则无以化生血液；产后恶露不尽，瘀血不去新血不生。人的头部，是诸阳交会之处，由于产后阴血不足，不能敛阳，阳气不守，聚集在头部，清阳受扰而头痛。针对此类型的头痛，治以养血活血之法，可选用黑龙丹。

（二十）产后咳嗽

产后咳嗽的发病主要责之于"产后血虚""产后血气不通"：①产后血虚，容易感受风、热、寒、湿邪，导致肺气上逆而为咳，"夫肺者主气，因产后血虚，肺经一感微邪便成咳嗽。或风、或热、或寒、或湿，皆令人咳嗽也"。临证可选用二母散、《集验》方、《经效》方等。②脾胃位于中焦，是气机升降的枢纽，产后饮食不节，过吃热面，壅滞胃脘，或郁而发热，或阻滞气机，导致胃气上逆，肺气不降，发为咳嗽。临床可见"充心痛，气急咳嗽，四肢寒热，心闷口干，或时烦躁，睡梦惊悸，气虚，肢体无力"。治以散寒祛湿，理气活血，化痰消积之法，可用《局方》黑神散、五积散加枣煎服。

（二十一）产后气喘

产后气喘的发病与诸多因素有关，或因恶露流出不畅，败血停凝胞宫，上熏于肺；或因感受风寒；或因忧思恼怒等情志不调；或因多食咸冷等饮食不节；或因产后失血过多，荣血聚然衰少，卫气无以依附，独聚肺中，肺气壅塞，即"孤阳绝阴"，为难治之症。如因"败血上熏于肺"，可用夺命丹破血逐瘀，当瘀血去，喘息自定；如伤于风寒，可用旋覆花汤；如伤于七情，可用小调经散，用桑白皮、杏仁煎汤调下；如伤食，可用见现丸、五积散、川芎汤 _{见卷之二第五论，又名佛手散}；若因荣血突然衰竭，可用大料煮川芎汤救治。由于病见于产后，本虚不可攻，需用补中寓泻之法，如参苏饮，临证须谨记。

（二十二）产后呃逆

产后呃逆，其发病与产后咳嗽、产后喉中气急喘促不同。或产后风寒之邪乘虚而入导致气逆而上；或脾虚聚结寒邪，胃中沉寒内伏，再吃热食物，冷热之气相互冲击，使气逆乱不顺；或阴阳气虚，以致营卫气乱而上逆。如辨证属于脾胃虚寒，可治以健脾暖胃、降逆止咳之法，方用丁香散，或石莲散；如辨证属于肾阳不足，可治以温经散寒止呕之法，方用《产宝》方；如辨证属于肺阴不足，可治以润肺止咳之法，方用产后咳逆方；如辨证属于外感风寒，可治以解表散寒、祛风胜湿之法，方用羌活散；若为胃寒所生，如内服药物无效，可外灸期门穴三壮。这是由于期门穴是胃之大络，外灸期门穴能补益胃气，有胃气则生，无胃气则死。

（二十三）产后月经病

产后月经病包括《妇人大全良方》书中所涉及的产后血崩、产后月水不调、产后月水不通。产后血崩是由于产后久卧导致气血不通，"伤耗经脉"，加之气血还没恢复，就劳役损动，或因饮食不节，损伤形体，即"伤蠹营卫，气血衰弱"，以致经血突然崩漏，淋漓不止。肝主藏血，严重的崩漏会导致肝无所藏，不荣则痛，故可兼见"小腹满痛"。"经络受邪入脏腑"，为难治之症。治疗一般用固经丸止血固崩。然陈自明提出，情志因素，或产后太早服用止血药也会诱发血崩，即"惊忧恚怒等情志因素，脏气不平，或产后服断血药早，致恶血不消，郁满作坚，亦成崩中"。在这种情况下，可用大料煮川芎汤加芍药进行治疗。等病情稳定后，再根据病人的情况进行药物加减，即"续次随证诸药治之为得"。产后月经不调是由于生产时损伤了气血，其后虚损尚未恢复，却又被风寒热之邪所伤。寒主收引，使"血凝结不消"，从而出现月经量过少或经期错后；热主发泄，使"血耗散妄行"，从而出现月经量过多或经期提前等表现。产后月经不通为产后月经不调的进一步加重，其发生一般包括两种情况：①产后气血亏虚，加之风寒伤于胞脉，"血结成瘕"，致使"经血不通"。"血不利则为水"，水与血合并为患，再遇脾胃衰弱，肌肉虚羸，则发为水肿；②新产之后或因劳伤气血，或因失血过多，致使气血不足，冲任脉虚，加之"乳为血之所化"，哺乳期乳汁排出，必然导致虚上加虚，以致产后一二年月经不来，即"奶假"。此时如没有其他特殊不适，只需服健脾胃、补气血的药，不能强行通经。如用牛膝、红花、苏木、干漆、虻虫、水蛭等活血破血药来通经，"犹索万金于乞丐之手，虽捶楚并下，而不可得也"。学者一定要详审病机而治。

（二十四）产后水肿

对于水肿之证，中医学历来认为是"肺脾肾三脏相干之病"：人体水液的运行，有赖于气的推动，包括脾气的升化转输，肺气的宣降通调，心气的推动，肾气的蒸化开合。这些脏腑功能正常，则三焦决渎有序，膀胱气化畅行，小便通利，水液代谢正常。反之，若因外感风寒湿热之邪，水湿浸渍，疮毒浸淫，饮食劳倦，久病体虚等导致上述脏腑功能失调，三焦决渎失司，膀胱气化不利，体内水液潴留，泛滥肌肤，即可发为水肿。然产后四肢浮肿有别于一般的水肿。陈自明根据病位的不同将产后浮肿分为"气肿""水肿"和"血肿"三类：气肿，即病在气分，为气被风邪搏扰而不能宣发鼓越，使肌腠轻度虚浮所致，临床一般按压无凹陷；若皮肤像成熟的李子，按压没指，则变成"水肿"，即病在水分；血肿，为病在血分，主要是由于产后败血乘虚停积五脏，循经侵入四肢所致，日久败血腐坏如水，即"血不利则为水"。除此之外，产后劳伤血气，腠理空虚，风邪入乘，或失于调理，外感寒暑，内有风湿，喜怒忧惊，情志不遂，血气相搏，留滞经络，均可出现产后浮肿。关于其治疗，陈自明告诫，不能见水肿即用导水药，需根据病因和脉症进行治疗，治则必须与病情相符。气肿，发汗即愈；水肿，利小便有效；而血肿决不能使用消导药，因产后妇女本虚，如再使用消导药必然会导致虚上加虚。如病在血分，病情尚轻，可以用小调经散行血消肿；如病情较重，可用吴茱萸汤、枳术汤、夺魂散、大调经散等；如伴见气滞，还可服用柑皮酒。

（二十五）产后大便异常

产后大便异常包括《妇人大全良方》书中所论的产后腹痛及泻痢、产后赤白痢疾及虚羸气痢、产后痢疾作渴、产后大便秘涩、产后大小便不通和产后遗粪等内容。

产后腹痛及泻痢、产后赤白痢疾及虚羸气痢、产后痢疾作渴可归属于产后痢疾的范畴。产后痢疾的发病是由于生产使身体虚弱，脏腑不足，此时若劳逸过度，或外感寒热风湿之邪，或内伤七情，或饥饱不节、伤害脾胃，即会导致痢疾。陈自明根据病因病机及临床表现把产后痢疾分为"血痢""产子痢""虚羸下痢""气痢""寒湿痢""热痢""冷热痢"。"血痢"是由于胞宫余血渗入大肠而成，病及血分，难治；产后泄，称为"产子痢"；若饮食不进，长期大便不正常，一昼夜无数次，产后原本体虚，更加久痢不止，则日渐瘦乏无力，虚损羸弱，称作"虚羸下痢"；若产后心胸狭窄，情志不顺，易生气，而下痢赤白，称作"气痢"；产后正气未复，迎风取凉，导致风寒之邪乘虚"袭留于肓膜，散于腹胁"，"流入大肠"，出现"腹痛阵作，或如锥刀所刺"、"或如鱼脑"等表现，辨证当属"寒湿痢"；若泻下物色青，为严重寒邪所致；因热而得则下痢赤黄或突然下血，是为"热痢"；若冷热相搏而致病，则下痢赤白或脓血相杂，是为"冷热痢"。治疗原则为热因寒用，寒因热用，寒热相搏则调理阴阳；滑脱则固涩；虚羸则补益。水液和食物相混、清浊不分，应当通利小便。若产妇性情执拗不宽容，忧愁恼怒难以排解，须用开郁顺气的方法。临证可根据患者具体表现选方用药，如辨证属于瘀血内停，可用桃胶散温经通络、利尿消瘀；如辨证属于热毒深陷血分，下迫大肠，可用白头翁汤清热解毒、凉血止痢；如辨证属于寒湿痢，可用调中汤温中燥湿、调气和血。产后本气血亏损，脏腑虚燥，加之泻痢导致水谷精微流失，无以化作血气津液，以营养脏腑，故作渴。此时虽渴但不能多饮，否则脾胃本虚弱，运化失职，加重痢疾；同时水气流溢，浸渍皮肤，会出现浮肿。治疗当生津止渴，下痢自然痊愈。

产后大便秘涩是由于产后失血，津液重伤，肠道失濡所致，即"生产时水血均大量流失，胃肠虚亏，津液不足"。若产后见"腹中胀闷"，为"有燥屎在腑，干涩不出"，此时绝不能使用大黄通利，更不能误认为有热而投寒凉药，使阳气消弱，阴邪增长，"变证百出，性命危矣"。而是用麻仁丸"化津液濡润脏腑"；或用葱管中流出的黏液，调蜡茶做成丸子，再用管茶水送服；或用《局方》四物汤，将原方中的熟地黄换成生干地黄，加除去内层白膜的青皮，煎服。产后大小便不通是由于产妇肠胃素有热，热灼血液，再加生产时血水俱下，导致"津液燥竭，肠胃痞涩"，热邪聚结于肠胃之间，故出现大小便不通。

（二十六）产后小便异常

产后小便异常包括《妇人大全良方》书中所涉及的产后诸淋、产后小便数、产后小便不禁和产后小便出血。产后诸淋，包括冷淋、热淋、膏淋、石淋、气淋等，是由生产时损伤阴液，阴虚则生内热，热邪客于膀胱所致。临床多见小便频数、涩痛等表现。治疗时虽多用瞿麦、蒲黄，但必须根据患者虚实而选用不同药物。此外，陈自明告诫：妇人产前产后生理特点不同，故治疗产前产后各种小便淋沥癃闭证的方法也各有不同，产前一般以安胎为先，产后一般以祛瘀血为主。产后小便数，是由于膀胱内宿有冷气，加之产后体虚，冷邪发动，侵入腹中，影响膀胱气化功能，不能制约小便，故次数增多。产后热与血相搏，血得热则散溢，流渗于膀胱中，血随小便出，则可见"血淋"或小便出血。

（二十七）产后前阴病

产后前阴病包括《妇人大全良方》书中所涉及的产后阴脱玉门不闭和妇人阴蚀五疳。产后阴脱玉门不闭是指临产时过度用力，导致子宫从正常位置向下移位，甚至完全脱出于阴道口外，相当于西医学"子宫脱垂"。本病常发生于负重和房事之后。临床多见"肿痛""清水、续小便淋露"等表现。妇人阴蚀五疳，又名"䘌疮"，是以阴道生疮，伴瘙痒、溃疡，脓水淋漓为主要临床表现的一种妇人病证。陈自明认为临证见"少阴脉数而滑者，阴中必生疮"，因其发病多由于湿热蕴于下焦所致，与心、胃相关，即"诸痛痒疮，皆属于心"、"阳明主肌肉，痛痒皆属于心"。治以补心养胃之法，采用外治法，如熏洗、坐导药等，疗效显著。

（二十八）产后乳病

产后乳病包括《妇人大全良方》书中所涉及的产后乳汁或行或不行、产后乳汁自出、产后吹奶、产后妒乳和乳痈。正常情况下，只要妇人生产，就会有乳汁。假若产后"气血盛而壅闭不行"或"血少气弱涩而不行"，就会出现产后乳汁或行或不行的现象。临证遵循"虚当补之，盛当疏之"的原则，分情况而治：①若产妇年轻，又是初经产乳，内有风热之邪，出现乳虽胀而产后肿痛发作，乳汁不下的情况，须服清热通利的药物才能下乳，如"通草、漏芦、土瓜根辈"；②若津液亏虚，出现多次胎产而无乳的现象，须服滋补津液的药物才能见效，如"成炼钟乳粉、猪蹄、鲫鱼之属"；③若虽有乳，但量不多，必须服调经药物以疏通，并服食肉羹以助下乳。因为妇女的乳汁，由冲脉所化生，并与胃经相通，所以调经益胃有利于下乳。此外，也有经产妇而乳汁量多的，这是由于此妇血气不衰的缘故。大凡妇女充任二经素有疾病，都会出现乳汁少且颜色发黄，新生儿虚弱多病的现象。乳汁自出可见于产后，也可见于未产前。若乳汁自出见于产后，多是由于素体本虚或产后气血亏虚，气虚不摄所致，可用补益的药物进行治疗。若乳房出现发热，胀满疼痛的表现时，可外用热丝巾熨乳房，内服漏芦散。产后吹奶、产后妒乳、乳痈，其实是同一种病证的不同程度，轻者为吹奶、妒乳，重者为痈。产后吹奶和妒乳都是由于产后婴儿未及时允乳，导致乳汁不泄，堵塞乳头，蓄积在乳内，遂成硬肿。硬肿壅闭乳道，津液不通，腐败瘀结而疼痛；也有不痛不痒，但硬肿如石，病名为吹奶。若化脓，名为妒乳，症见高热大渴欲饮，乳房坚硬胀疼，手不可挨近。此时如不速治，病情发展或成疮流脓，或热盛成痈。腐败的乳汁在内郁久化热，则成红肿热痛的坚硬结节，牵扯周围皮肤肌肉疼痛的乳房不可用手接近。若症见乳房肿硬有结聚，皮肤薄而有光亮，为足阳明胃经血涩不通，其血归于乳，气积聚而不散所致，由于胃主肌肉，故称之为"病起于阳明"；若诊右手见关上脉沉，则为阴虚发痈；若产后不曾哺乳，乳汁蓄积，也会成痈。乳痈久不愈则形成慢性乳房瘘道，常年可见脓水不断。关于其治疗，陈自明提出应早发现早治疗：产后应母乳喂养，勤吸出奶汁，不要让其蓄积在乳房内。早期有感觉时就应该用手反复挤出乳汁，或让小儿用手摩擦，或让别人帮助吸允出蓄结在内的乳汁。如发展为吹奶可内服皂角散、瓜蒌散，再外敷天南星散，用手揉按则消散；如发展为妒乳可内服连翘汤，以泻下热毒，再用水调赤小豆末外敷即愈。

《妇人大全良方》中治疗乳痈常常根据病机选择方药，所用剂型有散剂、水煎剂、酒煎剂，治法有外洗、外贴、外敷、外涂等，并介绍了按摩、吸乳等外治疗法。针对乳痈的各个不同时期均采用内外综合治疗方法，这对于控制病情发展，促进早期治愈、缩短疗程具有重要的临床意义。

对乳痈成脓、溃脓、收口期都有相应的治疗方法。①成脓期：在乳痈成脓的早期，陈自明提出以消为贵的原则，先采用连翘汤内服，外以蒲黄草捣敷肿上，或涂以地黄汁以使其内消。如果确不能内消者，施以刀针切开排脓。对于惧怕刀针者，可"取白鸡内翅第一茎，烧末服之，即决"。②排脓期：以芙蓉花或根研碎，蜜调敷，以达解毒消肿排脓之效。③收口期：《妇人大全良方》"干脓散"等方用于干糁疮口，以去腐生肌敛疮。

（二十九）产后外感

对于产后外感，陈自明提出：产后多虚，因为卫外之阳不固，最易感邪内传，由虚转实。因此，不可拘泥于产后当补不当泻之说，应该积极采取措施，微发其汗，祛除风邪。他认为，产后虚证而兼实邪多见，虚则补之，实则攻之，如果以为产后病一律都是诸虚不足，不分寒热，皆投温补滋腻之剂，这无异于闭门留寇，将使邪无出路，变生他证。对于妇人产后外感的治疗即是如此。

治疗产后外感风寒当采用祛风散寒药物治疗，但是不宜过用辛热。陈自明在《妇人大全良方·产后伤寒方论》中引用王子亨的话："妇人新产，去血过多，津液燥少，如中风、伤寒、时气之类，虽当发汗，如麻黄，谨不可用。取汗毋令过多，以意斟酌。"即便非要应用麻黄发汗，也要注意不可滥用，这是依据妇人产后多虚的特点提出来的认识。

产后外感引起咳嗽，陈自明提出，不论是风寒还是风热，一定要结合产妇体质特点论治，不可轻易作寻常感冒治疗。例如，治产后恶露上攻，流入于肺经引起的咳嗽，宜二母散治之。治伤风痰嗽，则以寻常伤风药治之即可。

治疗产后中风，虚人不可服他药者，一物独活汤主之，或一物白鲜汤主之，亦可与独活合煮之。独活汤方中用川独活三两，细切，加水三升，煮取一升，温温频服大效。此外，在治疗外感疾病时，他非常注重用酒、童便、米醋调药温服之，或加羌活。例如，愈风散治疗"产后中风口噤，牙关紧急，手足瘛疭如角弓状，上每服三钱，豆淋酒调下，用童子小便亦可，其效如神！"大豆酒方治疗"产后中风，腰背强痛，中风烦热，口渴，头身皆重"，此因风冷及伤寒所致，方中用大豆五升，炒令烟出，以酒一升投之，密盖令温，去豆，服一升，日夜数服，卧取微汗，避风。亦有加羌活者，亦佳。生料五积散治"产后恶露不快，腹中疼痛，或腹有块及发寒热，并加醋少许煎"。

（三十）产后癥瘕

癥瘕是妇人下腹结块，伴有胀、痛、满、异常出血表现的一类妇科杂病。癥者有形可征，固定不移，痛有定处，病属血分；瘕者聚散无常，痛无定处，病在气分，但临床上难以划分，故常癥瘕并称。"癥瘕"之名首见于《金匮要略》，张仲景在《金匮要略·妇人妊娠病脉证并治》中制定了桂枝茯苓丸以治疗妇人癥积，他说："妇人宿有癥病，经断未及三月，而得漏下不止，胎动在脐上者，此为癥痼害……所以血不止者，其癥不去故也，当下其癥，桂枝茯苓丸主之"。《妇人大全良方》中对妇人癥瘕的认识较为完备，在病因、病机、治法、方药等方面均有着详细论述。

陈自明在《妇人大全良方》中提出癥与瘕是不同的，《妇人大全良方·妇人癥痞方论第十一》载："其牢强推之不移者名曰癥"，《妇人大全良方·妇人疝瘕方论第八》载："瘕者，假也。其结聚浮假而痛，推移乃动也"，可见陈自明已认识到癥积与瘕聚在性状上的区别，即癥者有形可征，固定不移，痛有定处；而瘕者聚散无常，痛无定处。

关于产后癥瘕的病因，陈自明认为主要在寒邪。在《妇人大全良方·妇人腹中瘀血方论第十》中指出："夫妇人腹中瘀血者，由月经痞涩不通，或产后余秽未尽，因而乘风取凉，为风冷所乘"；《妇人大全良方·产后积聚癥块方论第十一》中指出："产后血气伤于脏腑，脏腑虚弱，为风冷所乘，搏于脏腑，与血气相结，故成积聚癥块也。"这与《黄帝内经》中提出的"积之始生，得寒乃生"的认识是一致的。本病的形成，内因在于产后脏腑虚损，气血不足，外因在于寒邪客于脏腑经脉之间，"血得寒则凝，得热则行"，血行不畅，留着而成瘀，日久便生癥瘕积聚。本病的发生与产后调摄失宜有密切的关系。陈自明认为，女子产后这一特殊时期"最宜谨慎将理"，人身之气血相对不足，外邪最易乘虚而入，因此，不可不慎重调护。

产后癥瘕的病机核心在血瘀。妇人产后多虚多瘀，加之感受风冷之邪气,气血凝滞,加重血瘀的程度。既然如此,治疗上就应该治以温通之法。《素问·至真要大论》中提出"坚者削之""客者除之""结者散之""留者攻之",这便是治疗癥瘕的原则。纵览《妇人大全良方》一书,其中治疗妇人癥瘕的诸多方剂,大抵离不开两类药物,一类是活血药,如桃仁、当归、川芎;其次便是破血逐瘀药,如大黄、干漆、三棱、莪术。在此基础上再酌情加入木香、青皮以行气;没药、五灵脂以化瘀;巴豆、芫花以下痰涎;神曲、麦芽以消食积;鳖甲以软坚散结。桃仁味苦甘,性平,能入足厥阴肝经,《本经逢原》言其"为血瘀血闭之专药,苦以泄滞血,甘以生新血"。川芎亦入肝经,辛温走窜,活血祛瘀。当归辛甘温,活血兼能养血,可除大黄、三棱等药攻伐太过之弊,《日华子本草》言其"治一切风,一切血,补一切劳,破恶血,养新血及主癥瘕"。值得一提的是,在《妇人大全良方》一书中治疗妇人癥瘕的诸方剂都有一味"桂心"。宋代药学大家唐慎微在《重订经史证类备急本草》中指出:"臣禹锡等谨按蜀本图经云,叶狭长于菌桂一二倍,其嫩枝皮半卷,多紫肉,中皱起,肌理虚软,谓之桂枝,又名肉桂,削去上皮曰桂心,药中以此为善。"由此可见,唐宋医家普遍认为桂心乃桂枝。桂枝味薄,色赤入血分,长于温通经脉,偏于通行,这与《妇人大全良方》中治疗癥瘕以温通立法是一致的。此外,陈自明在诸方的煎服法中提到,以温酒调下或送服,也是为了利用酒能通血脉、散瘀血,助药势的作用,也体现了温通的治疗思想。

三、 产后病的论治特点

在产后病的治法上,陈自明强调必须注意照顾产后亡血伤津、气血俱虚的特点,所谓"胎前无不足,产后无有余"。同时也应根据临床证候,具体问题具体分析,具体病情具体对待,可汗则汗,可下则下,不能固执一端,所谓"不拘于产后,勿忘于产后"即是此意。《妇人大全良方·产后门》中记述了产褥期护理及分娩后所患各种疾病的正确处理方法。陈自明根据自己数十年产科经验总结出"产前先安胎，产后先补虚"。他认为"产后气血虚竭，脏腑劳伤"，是以将养补虚乃产妇当务之急，但又指出"凡吃物过多，恐成积滞"，此谓补虚须适中而不能过。

（一）重视调治脾胃

"脾胃为后天之本，气血生化之源"，脾胃强弱对产后病的预后转归以及产妇身体的恢复都具有重要的意义。陈自明认为女子以血为用，血气充实，精神健旺，不仅生产顺利，产后恢复也快，故临证辨治非常注重脾胃。在《妇人大全良方》中说："脾象于土，脾为中州，意智之脏也。其肝、心、肺、肾皆受脾之精气以荣养焉。脾与胃为表里，脾主化谷纳食，胃为水谷之海，故经言四时皆以胃气为本也。"因此，陈自明治疗妇产科疾病以脾胃为本。他在《妇人大全良方·产后月水不通》说："劳伤气血，冲任脉虚，气血衰少而不能行者，但服健脾胃、资气血之药自然通行。若以牛膝、红花、苏木、干漆、虻虫、水蛭等药以通之，则为害滋大。"脾为仓廪之官，胃为水谷之海，通过调理脾胃，促进运化，使气血旺盛，这对于产后诸病的防治自然是有益的。

（二）调理气血

陈自明认为产后瘀血内阻，气血运行不畅，或气机逆乱，可致产后血晕、腹痛、恶露不绝等疾，因此，对产后病证，陈自明提出"大抵产者，以去败恶为先"，妇人产后"败血不尽"，百病丛生，是以"首当逐瘀生新""常令恶露快利为佳"。根据瘀血病因及轻重缓急不同，祛瘀方法有所差别。

1. 补虚祛瘀法

"产后伤于经血，虚损不足"，容易导致败血停留，滞于腹内，故陈自明多以补虚来祛瘀，常用加减四物汤<small>当归、白芍药、川芎、生干地黄</small>、当归散<small>当归、芍药、川芎、黄芩、白术</small>、地黄丸<small>生地、生姜、蒲黄、当归</small>、当归芍药散<small>白芍药、当归、茯苓、白术、泽泻、川芎</small>等来治疗。如《妇人大全良方》所说："产后血块不散，或亡血过多，或恶露不下，宜加减四物汤"；"当归散，疗产后气血俱虚，慎无大补，恐增客热，别致他病。常令恶露快利为佳"。

2. 温散祛瘀法

妇人生产之后，气血大耗，阳气受损，风寒之邪乘虚侵袭机体，致机体出现寒象。《妇人大全良方》中有云："血性得温则宣流，得寒则涩闭。"治疗必以温药通之。陈自明喜用附子、桂心、干姜、硫黄、吴茱萸、蜀椒等温阳散寒之药伍佐活血逐瘀之品以温经祛瘀，常用方有黑神散熟干地黄、蒲黄、当归、干姜、桂心、芍药、甘草、黑豆、花蕊石散花蕊石、硫黄、大岩蜜汤生干地黄、当归、独活、吴茱萸、芍药、甘草、桂心、小草、细辛。如《妇人大全良方》所说："人有伏宿寒，因产大虚，寒搏于血，血凝不得消散，其气遂上冲击于心之络脉，故心痛。但以大岩蜜汤治之，寒去则血脉温而经络通，心痛自止。"

3. 活血祛瘀法

对于瘀血阻滞较轻者，陈自明一般投以单味活血药，常用药如大黄、桃仁、当归、五灵脂、蒲黄、干漆等。《妇人大全良方·产后恶露不下方论第四》中取"备急丹"即大黄一两主治"产后恶血冲心，胎衣不下，腹中血块等"；《妇人大全良方·产后血晕方论第五》中以"独行散"即五灵脂二两主治"产后血晕，昏迷不省，冲心闷绝"；《妇人大全良方·产后儿枕心腹刺痛方论第七》中以"蒲黄散"即蒲黄二钱主治"产后腹中有块，上下时动，痛发不可忍"。

4. 理气祛瘀法

妇人产后多虚多瘀，加之阳虚生寒，外感风冷，气机运行不畅，从而引发"产后积聚癥块""产后血瘕""产后心烦闷""产后恶露不下"等病证。对于产后瘀血阻滞重者，陈自明治以行气破血祛瘀，如《妇人大全良方》所说："治产后余血不散，结成癥块疼痛，宜服桃仁散"；"产后恶露方行，而忽然断绝……此由冷热不调，或思虑、动作，气所壅遏，血蓄经络，宜没药丸"。常用药物有京三棱、蓬莪术、青皮、鬼箭羽、水蛭、虻虫、刘寄奴。常用方药有桃仁散桃仁、当归、鬼箭羽、大黄、鳖甲、赤芍药、延胡索、琥珀、川芎、桂心、京三棱散京三棱、熟地黄、鳖甲、桂心、当归、川芎、牡丹皮、刘寄奴、赤芍药、大黄、桃仁、牛膝、**蓬莪术散**莪术、桃仁、大黄、当归、桂心、川芎、木香、牡丹皮、延胡索、赤芍药、**没药丸**当归、桂心、芍药、桃仁、没药、虻虫、水蛭。

四、 产后病的用药特点与规律

（一）不可妄投药饵

对于产后将息调理得法，四肢安和，无诸疾苦者，陈自明认为需要先服用黑神散，也可以略备补益丸散之类，如四物汤、四顺理中丸、内补当归丸、当归建中汤，但是，要特别注意的是，不可过多服用药物，防止因药致疾。如果产妇血盛，初次经历生产，觉气闷不安者，可以调七宝散服之。如果产后三日觉壮热头痛、胸膈气刺者，不可当作伤寒、伤风治疗，这是乳脉将通，宜服玉露散一二剂，促通之，如果无此证不须服用。如果因床帐太暖，或产妇气盛，或素多喜怒，觉目眩晕如在舟车，精神郁冒者，此是血晕，即须服用血晕药一二剂。或觉粥食不美、虚困，即服四顺理中丸一二剂。若于两三日间觉腹中时时撮痛者，此为儿枕作痛，必须服治儿枕药一二剂。对于大便秘结或小便短涩，因产后津液损伤，不可服通利药物，防耗损津液。若投通利之药，导致滑泄不禁，则病情危重，不可救治也。若秘结严重必欲通利，方可服通利药，但需选择和缓通利药。

（二）主张逐瘀、补虚、养胃气

陈自明在《妇人大全良方》中指出"产后恶露不绝，因伤经血，或内有冷气，而脏腑不调故也"，因此妇人产后表现多虚、多瘀、多寒。如何治疗呢？在《妇人大全良方》中说："……产后百节开张，血脉流散，遇气弱则经络、分肉之间血多留滞。累日不散，则骨节不利……若医以伤寒治之，则汗出而筋脉动惕，手足厥冷，变生他病。"这里指出妇人产后以气血虚为本，治疗以补气养血为主，配合活血化瘀、温通经络。陈自明认为，妇人新产之后，虽然无疾，宜将息调理脾胃，进美饮食，则脏腑易平复，气血自然和调，百疾不生也。加味四君子汤、四顺理中丸，这些药在产后一百日之内宜常服之。

妇人产后，气血化生乳汁，以供养婴儿。在《妇人大全良方》中说："乳汁乃气血所化，若元气虚弱，则乳汁短少。"元者，始也。元气指人体初始之气，即先天之精气。生命的产生和延续、发展都和这个元气密切相关。元气储存在肾中，直接或间接地影响乳汁的分泌。因此，陈自明所用滋乳之品多为补肾之药物，一般选用熟地、枸杞子、核桃仁、桑椹、鹿角胶、巴戟天、肉苁蓉等益精血之品。

有研究者借助数理统计方法得出结果显示，《妇人大全良方》中产后门比调经门更注重养胃气。高频药物使用中，当归、白芍补血，肉桂、生姜、干姜温里，甘草、人参、茯苓补气，当归、川芎、蒲黄活血祛瘀，陈皮、厚朴理气。活血药物在补气养血的同时使用，于补中通泄，补而不留瘀。此外，产后门用药以温补为主，少用寒凉。在用药四气使用中以温平为主，热性药的使用比寒性、平性药物多。

五、产后病常用方剂

（一）香桂散、延胡索散

《妇人大全良方·产后小腹疼痛方论第八》中说："夫产后小腹痛者，此由产时恶露下少，胞络之间有余血与气相击搏，令小腹痛也。"治产后脐下痛可用延胡索散：延胡索、桂心各半两，当归一两，上为细末，热酒调下二钱。又言治产后脐下疼痛不止用香桂散：川芎、当归各一分，桂心半两，上为细末，分为三服。每服酒一盏，煎三五沸，更入小便少许，煎至七分温服。方中延胡索活血行气止痛，当归和血调血，桂心补阳活血，它们是治疗产后腹痛的基本药物。

（二）当归建中汤、当归生姜羊肉汤

《妇人大全良方·产后寒疝方论第九》认为"产后脐腹大痛，由呼吸冷气，乘虚入客于血，宜《局方》当归建中汤"，这里的当归建中汤用来治疗产后腹中寒引起的疼痛。陈自明认为，妇人产后

腹中疼痛应有虚实之不同，实则用《局方》当归建中丸，虚则用羊肉汤。《妇人大全良方·产后寒疝方论第九》：羊肉汤"疗虚及产妇腹中痛，虚眩不能支持，两胁当脐急痛，气上冲，前后相引痛，治之如神"。当归生姜羊肉汤方见于《金匮要略》，在《金匮要略·妇人产后病脉证并治》中说："产后腹中疼痛，当归生姜羊肉汤主之；并治腹中寒；虚劳不足。"其症状表现为腹中拘急作痛，痛势绵绵，且喜温喜按。当归生姜羊肉汤补虚养血、散寒止痛。方中当归养血补虚；生姜温中散寒；羊肉为血肉有情之品，功能补虚温中止痛。羊肉汤比当归生姜羊肉汤多一味川芎，这可能是因为患者有"两胁当脐急痛""前后相引痛"，所谓通则不痛，不通则痛，病机为气滞血瘀所成，川芎为血中气药，行气活血止痛。

（三）红蓝花酒

《妇人大全良方·产后血晕方论第五》："《近效方》疗血晕、绝不识人，烦闷，言语错乱，恶血不尽，腹中绞痛，胎死腹中。红蓝花酒。"红蓝花酒源自《金匮要略》，"妇人六十二种风，及腹中血气刺痛，红蓝花酒主之。"由此可见，陈自明在治疗妇人产后血晕时继承了张仲景的治法，选用了红蓝花酒。妇人生产之后，风邪最易乘虚侵入腹中，与血气相搏，以致血滞不行。红蓝花酒活血行瘀、利气止痛。红蓝花辛温活血止痛，酒能行血，用于治疗风寒与血气相搏所致腹中刺痛很合适。

（四）大黄甘遂汤

《妇人大全良方·拾遗方》云大黄甘遂汤"治妇人小腹满如敦状，小便微难而不渴。由产后为水与血并，结在血室也"。《金匮要略》也有云："妇人少腹满如敦状，小便微难而不渴，生后者，此为水与血俱结在血室也，大黄甘遂汤主之。"可见陈自明对张仲景治疗产后血水互结于血室经验的继承。大黄甘遂汤破血逐水，方中大黄攻下逐瘀，甘遂攻逐水饮，配阿胶养血扶正，使邪去而不伤正。

（五）白头翁汤

《妇人大全良方·产后腹痛及泻利方论第十一》：白头翁汤"治

产后下利虚极"。由于湿热胶结于肠道，损伤脉络，阻滞气机，气血腐败，恶秽之物欲出不能，故有里急后重，滞下不爽，下利秽恶脓血。由于湿热阻滞，大肠传导失职，升清降浊失常，故见发热、口渴、溺赤、肛门灼热、舌红、苔黄腻、脉数等症状。白头翁汤清热燥湿、凉血止利。

（六）桂枝加附子汤

在《伤寒论》中，桂枝加附子汤用来治疗太阳病发汗太过，导致阳虚汗漏，表邪未解。如"太阳病，发汗，遂漏不止，其人恶风，小便难，四肢微急，难以屈伸者，桂枝加附子汤主之"。《妇人大全良方·产后虚汗不止方论第六》中言桂枝加附子汤"疗产后风，虚汗出不止，小便难，四肢微急，难以屈伸"。妇人产后气血虚弱，卫外不固，容易感受风冷邪气，导致汗出不止。这与《伤寒论》过汗导致表虚漏汗的病理机制是一致的。

（七）阳旦汤

《妇人大全良方·产后伤寒方论第一》中说："治妇人产后伤风十数日不解，头微痛，恶寒，时时有热，心下坚，干呕，汗出，宜阳旦汤。"用桂枝、芍药、甘草、黄芩四味中药。《金匮要略》有言："产后风，续之数十日不解，头微痛，恶寒，时时有热，心下闷，干呕，汗出，虽久，阳旦证续在耳，可与阳旦汤，即桂枝汤。"可见，《妇人大全良方》阳旦汤是《伤寒论》桂枝汤的加减方，加一味黄芩清除上焦邪热。

（八）三"夺命"方

三"夺命"方分别为夺命丸、夺命丹和夺命散。三方的组成、用法及主治都不尽相同。

夺命丸出自《妇人大全良方·妊娠误服毒药伤动胎气方第十》，此方由"牡丹皮、白茯苓、桂心、桃仁、赤芍药等份为细末，以蜜丸如弹子大。每服一丸，细嚼，淡醋汤送下"，并称此方"专治妇人小产，下血至多，子死腹中"。

夺命丹见于《妇人大全良方·胞衣不出方论第四》，"取炮附子半两、牡丹皮一两、炒干漆一分为细末，以酽醋一升，大黄末一两，同熬成膏，和药丸如梧桐子大。温酒吞五七丸，不拘时"。陈自明指出："但服夺命丹以逐去衣中之血，血散胀消，胎衣自下，而无所患。"

至于夺命散，《妇人大全良方》中指出，它治疗"产后血晕，血入心经，语言颠倒，健忘失志及产后百病"，以没药、血竭等份，"与童子小便、细酒各半盏，煎一二沸，调下二钱，良久再服"。陈自明认为此方药能使"恶血自循下行，更不冲上，免生百疾"。

第六节　妇人不孕用药心法

妇人不孕症为婚后未避孕、有正常性生活、同居两年未受孕，是妇科常见难治病之一。"不孕"作为病名，首见于《素问·骨空论》中，"督脉者……此生病……其女子不孕"。历代医家对"不孕"的论述散见于"求嗣""种子""嗣育"等篇章。《妇人大全良方》专列"求嗣门"，对不孕症的病因病机做了详细的论述，其中不乏独到观点。

关于不孕症的病因病机，陈子明认为"女子嗜欲多于丈夫，感病倍于男子，加以慈恋爱憎、嫉妒忧患，染着坚牢，情不自抑"（《妇人大全良方·卷二·产宝方论》），这是说女子最易受情志因素影响，损伤肝脾，脾失运化，痰浊内生，气血化源不足，肝失疏泄，气郁而化火，耗气伤津，炼液成痰，导致胞宫失养，痰瘀闭阻胞络，而致"无子"。感受外邪也是导致不孕重要的因素之一。陈自明指出："妇人夹疾无子，皆由劳伤血气，冷热不调，而受风寒客于子宫，致使胞内生病，或月经涩闭，或崩血带下，致阴阳之气不和，经血之行乖候，故无子也"（《妇人大全良方·卷九·妇人无子论》）；"子脏冷无子者……乘风取冷，或劳伤过度，致风冷邪之气乘其经血，结于子脏，子脏得冷，故令无子也"；"行步风来，便利于悬厕之上，风从下入，便成十二瘕疾"（《妇人大全良方·卷九·妇人无子论》）。这是说由于生活调摄不当，妇人机体气血不足，复感受风冷邪气，寒凝血瘀，胞宫虚冷，月水不利或不通，则不能摄精成孕，导致无子。引起不孕的第三个因素是饮食失调。陈自明指出："子脏冷无子者，由将摄失宜，饮食不节"，妇人过食肥甘厚味，或寒热失宜，均可导致脾胃运化失常，痰湿内生，阻滞气机，气滞血瘀，痰瘀互结，阻于胞络，导致不孕。引起不孕的第四个因素是肾虚劳倦。陈自明提倡晚婚、晚育是有道理的，他提出"男虽十六而精通，必三十而娶。女虽十四而天癸至，必二十而嫁"，男女只有在如此年龄才可使"阴阳完实"，才能"交而孕，孕而育，育而为子，坚壮强寿"。若女子"天癸始至，已近男色"，则导致阴气早泄，使阴气未完备而先伤，或未充盛而先动，最易损伤精血，则"交而不孕，孕而不育，育而子脆不寿"。

借助数理统计，有研究者提出陈自明治不孕首先重视调养气血，其次重视温阳散寒、化痰通络，再次配伍补益肝肾之品。因气血亏虚，胞脉失养导致的不孕症，治疗以益气养血为主。常用方剂有养真丸、地黄汤、紫石英丸、白薇丸。常选用的药物组合：当归、川芎、熟地、桂心；当归、川芎、熟地、人参。在调养气血时，常配伍健脾祛湿药，如茯苓、半夏、厚朴。若肾阳虚衰，不能温煦胞宫，则宫寒不能摄精成孕，陈自明常佐以桂心、附子、干姜等温心阳、补心火之品，以增强温肾散寒之力。从药味看，用药多以辛甘味药为主，常配伍苦味药，以求辛开苦降，补泻兼施。对于素体脾肾两虚，痰湿内生，闭塞冲任胞宫而不能摄精成孕者，治疗上除燥湿化痰、活血化瘀以祛实邪外，尚需温阳散寒，治疗宜配辛温散寒开窍之品，如桂心、干姜、附子、细辛、鹿茸、紫石英等。其中，干姜、附子、细辛，可温化痰湿、健运脾胃；桂心、干姜、附子、细辛，可温中散寒、温阳通脉以疏通气血；鹿茸、附子、紫石英，兼温补肾阳以暖胞宫。陈自明治疗不孕症的药物以入肝肾经者居多。常用补益肝肾的药物有熟地、牛膝、桑寄生、杜仲、续断、五味子等。在补益肝肾阴血的同时，还常配伍一些祛风除湿药，如秦艽、防风、藁本等。

关于不孕的治疗，他依据女子以血为本，荣养胞胎以血为基，故治疗不孕以养血为基本原则。具体治疗方法上，陈自明根据病因病机，以中药内服和坐导药外用结合治疗，详细记载了内服药和外用药制作方法。

（一）坐导药

方由皂角、吴茱萸、当归、大黄、晋矾、戎盐、川椒、五味子、细辛、干姜组成。用于治疗因"子宫有冷恶物"所致的不孕，即妇人全不产育，或者服用荡胞汤后仍有恶物不尽者。坐导药制备方法：上药为细末，以绢袋盛，大如指，长三寸余。盛药满，系袋口，纳妇人阴中。坐导药纳入阴道中后，不影响患者坐卧，但不能行走，小便时可以取出，小便后再纳入，一日更换一次。根据陈自明经验，用药后应有清黄冷汁排出，并指出待清黄冷汁排尽即可停止纳药。若无清黄冷汁排出，可继续用药至十日。另外需要指出的是，该方法在治疗过程中，不可随意停药，需要坚持将恶物排尽后方可停药。陈自明应用坐导药时，常配合口服紫石英丸滋肾养肝、益气温阳、活血化瘀。另外，对于湿热下注者，陈自明常嘱其每日早晚配以苦菜煎汤熏洗局部，以清热利湿解毒。

（二）《延年》方

陈氏引用《延年》方治疗妇人子脏偏僻，冷结无子。此方仅由蛇床子、芫花二味组成，二药等份为末，取枣大用纱囊盛裹，如小指长，纳入阴道。当劳作时取出。用药期间应避免风冷，注意保暖。该方针对寒湿下注，胞宫寒冷之不孕而设，组方简约，力专效宏。蛇床子，味辛、苦，性温，归肾经。功可温肾壮阳、散寒祛风、燥湿杀虫。《神农本草经》记载其"主治妇人阴中肿痛，男子阴痿湿痒，除痹气"。芫花，味辛、苦，性温，有毒，归肺、肾、大肠经。功可泻水逐饮、祛痰止咳、杀虫疗癣。《神农本草经》谓其"主治咳逆上气，喉鸣喘，咽肿，短气，蛊毒，鬼疟，疝瘕，痈肿，杀虫鱼"。

（三）内炙丸

该方可"令子宫暖"以治妇人无子。麝香二分，皂荚十分，川椒六分，共为末，炼蜜为丸如酸枣大，以绵包裹纳入产宫中，留少许绵线在外以便取出药物。若自觉产宫内寒凉，或排出物较多，药物不净，即抽绵线取出药物，再更换一粒。该药可一日一次更换，昼夜皆可。方中麝香，味辛，性温，归心、肝、脾经，可开窍醒神、活血散结、止痛消肿。《日华子本草》记载其"辟邪气，杀鬼毒蛊气，疟疾……纳子宫，暖水脏，止冷带疾"。皂荚，味辛，性温，有小毒，归肺、大肠经。《神农本草经》载其"主治风痹，死肌，邪气，风头泪出，下水，利九窍，杀鬼精物"。川椒，味辛，性热，归脾、胃、肾经。《药性赋》谓其"味辛，性大热，有毒……其用有二：用之于上，退两目之翳膜；用之于下，除六腑之沉寒"。

（四）《经心录》茱萸丸

该方用于治疗十年无子的妇人阴寒证。方中吴茱萸、川椒各一升，共为末，炼蜜如弹子大，以绵包裹纳入阴中，每日更换两次，虽未见恶物流出，但可以"开子脏，令阴温即有子也"。方中吴茱萸味辛、苦，性热，归肝、脾、胃、肾经。《神农本草经》记载其"主温中下气，止痛，咳逆，寒热，除湿血痹，逐风邪，开腠理"。川椒和吴茱萸二者配伍可增强温暖胞宫之效。

治疗不孕症，陈自明还提出要重视男女因素，夫妻同治。《校注妇人良方·子嗣·陈无择求子论第一》："凡欲求子，当先察夫妇有无劳伤痼疾，而依方调治，使内外平和，则有子矣"，这段话的意思是，只有夫妇双方健康无疾，方可生育子女，如有劳伤痼疾则影响生育，须依方调治。在具体论治方法上，陈自明强调要补肾精、调冲任。冲任二脉之功能与妇人胎孕紧密相关。冲脉为总领诸经气血的要冲，能调十二经之气血，任主胞胎，具有孕育胎儿的作用，因此，陈自明注重调冲任以助孕求子。他认为妇人无子的原因是"或劳伤气血，或月经闭涩，或崩漏带下"，或"调摄失宜，饮食不节，乘风袭冷，结于子脏"，或"亦有因六淫七情之邪，有伤冲任；或宿疾淹留，传遗脏腑；或子宫虚冷；或气旺血衰；或血中伏热；又有脾胃虚损，不能营养冲任"，这些都会导致肾虚宫寒，冲任失调，不能摄精受孕。因此，对于不孕的治疗，他认为"当审男女之尺脉，若左尺微细，或虚大无力者，用八味丸。左尺洪大，按之无力者，用六味丸。两尺俱微细，或浮大者，用十补丸"。

第七节　药物组合应用规律

在神农时期，人们为了改变以前依靠天然经济的生活方式，希望寻找到可以吃又能种植的植物稳定居住下来，于是他们开始通过口尝身受的方式去了解大自然的植物，在这个过程中，他们体会到了不同植物对人体的作用，积累了很多感性的经验。当他们把这种感性经验主动有意识地用于解决疾病问题时，以前认识的植物便成为了药物，而之前的感性经验也就变成了最初的药物认识，这便是人们常说的"神农尝百草"。后来，在商代的时候，人们受伊尹制汤的启发，创制了中药复方，改变了过去只用单味药的用药方式。但是，哪些药物能放在一起形成安全有效的中药复方，这经历了很长一段时间的摸索。很多年后，中国医学史上第一部本草著作《神农本草经》出现了，这本书即是对之前人们在医学实践过程中所积累的朴实用药经验的客观记载。它不仅收录了 365 种药物，并对药物采用了三品分类法，建立了初步的中药学体系。其中特别提出了药物七情和合，这个理论实际上是人们基于医药学实践来探讨药物之间的作用关系。有些药物放在一起运用会增强疗效，减少副作用，有些药物放在一起运用则会降低疗效，增加毒副作用。

笔者通过对《妇人大全良方》的研究，参考各家之说，现将其有限的药物组合运用规律总结如下。

一、　当归　桂心

当归和桂心为常用的温阳补血的配伍对药。桂心味辛甘，性大热，辛甘相合能化生阳气，辛能散能行，故此药能通阳化气、温通经脉。当归为养血常用药，还有活血通脉之功用。两药相合，既可以养血活血，还能温通阳气，鼓舞气血运行，增强补益虚损之功，治疗血虚寒凝之病证很适合。

二、当归 人参 茯苓

当归、人参、茯苓为补气生血的常用配伍组合。当归能入心补血，还能活血通脉，但是，它必得人参、茯苓的帮助，方有阳生阴长之妙用。中医学认为血为气之母，气为血之帅。血与气，一阴一阳，生理上互为化生，病理上互为影响。因此，血虚者要补气，气旺有助于血生；血滞者要补气，气足才能推动血行。此外，人参、茯苓合用本为健补脾胃而设。脾胃为气血生化之源，脾胃健旺，气血充足，脾胃虚弱不运化，水谷不能化生为气血，必导致营血亏虚，况且据临床所见，气血素虚之人，也常出现脾胃运化功能障碍。因此，补血的当归与补气健脾之人参、茯苓同用，意在补脾胃之气，以充化源。此药物组合适用于气血两虚之证候。

三、人参 茯苓

人参、茯苓为益气健脾之常用配伍组合。脾属土，喜甘味，主运化和升清阳，厌恶湿浊停留，导致功能受阻。气属阳主动，脾气强盛，则功能健运，如果脾气虚弱，则功能减退。人参性味甘温，益气健脾，促进其功能。茯苓性味甘淡，通过祛除湿浊来促使脾气恢复健运。二药配伍，既补足脾气，又祛除困阻脾胃湿浊，共奏健脾之功。此二味药物组合适用于脾虚之证候。

四、大黄 桃仁

大黄和桃仁为攻逐瘀血的常用配伍组合。大黄性味苦寒，其性刚猛峻烈，入阳明胃经。味苦能降能泻，性寒能清热。此药物既善于泄热毒，破积滞，还能入血分，活血通经，破除一切瘀血，尤善于治疗血热互结之瘀。桃仁苦而甘寒，其性柔和滋润，既能活血化瘀，还能滑润肠道。二药相合，刚柔相济，大黄得桃仁，专入血分，破血积、下瘀血，桃仁得大黄，活血的同时，破血之力大增。此二味药物组合适用于热瘀互结的证候。

五、丹参 芍药 地黄

丹参、芍药、地黄是调经和血的常用配伍组合。陈自明认为，妇人以血为本，治疗妇人病应首先注重调经和血，使经脉调畅则疾病自愈。陈自明喜用丹参，因丹参具有得补药则补、得泄药则泄的特点。他治疗"妇人产后血脉流散，风冷乘之则血留滞，以生地黄汤治之"，此方中重用了丹参，意在活血通络。中医学认为，肝藏血，体阴而用阳，主疏泄，喜条达，故用白芍养血敛阴，柔肝调经。生地黄味甘苦，性寒入血分，能清营血分之热而凉血，质润多液能养阴生津润燥。此三味药合用，败血可去，新血得生，共奏补血活血之力。如果治疗产后血虚之证，可以重用生地黄汁补益心血，佐以少量丹参，以使补而不滞。养血与活血孰重孰轻要根据具体病情来定。此三味药组合适合于血虚夹瘀，肝体失养之证候。

六、 丹参 阿胶 当归

丹参、阿胶、当归是补益冲任二脉的常用配伍组合。陈自明在论述妇人崩中漏下时提出此病证由劳伤血气，冲任之脉虚损所导致。如果妇人经脉调和，则月经依时而来，如果劳伤冲任二脉，气虚不能约束血液正常行于经脉，就会出现经血非时而下，淋沥而不断，谓之漏下。他常用阿胶丸来治疗，此方中丹参有逐瘀生新的作用，使瘀滞祛除则正气来复，自然就可以固摄冲任二脉。另外，丹参还可以清心安神。阿胶为血肉有情之品，能填补精血、固冲止血，还能补血安神。当归既能补血，又能活血。陈自明在论述妊娠风寒，乍寒乍热时，主张用胶艾汤治疗，此方亦重用当归、丹参、阿胶三药，目的在于调和气血。总之，三味药物配伍在一起，既能养血祛瘀生新，又能清心火，安神定志。因此，此药物组合适用于冲任虚损，血虚夹瘀，心神不宁之证候。

七、 莪术 当归 川芎

莪术、当归、川芎为消癥散结的常用配伍组合。陈自明在论述妇人月经来腹痛时指出，此病证"由劳伤气血，致令体虚，风冷之气客于胞络"，损于冲任二脉，血凝不行，结积血为气所冲，新血与故血相搏，所以发为疼痛。他创制了蓬莪术丸治疗痰瘀互结型痛经。方中莪术性温味辛，具有行气破血、消积止痛之效，为临床上较为常用的活血化瘀药物。川芎具有活血行气、祛风止痛之功，它能上行头目，下调经水，中开郁结，为血中气药。当归为养血活血之品。三味药合用可达活血化瘀、行气化痰、消癥散结之效用。此药物组合适用于痰瘀互结之癥瘕积聚证候。

八、乌梅 当归 蛇床子

乌梅、当归、蛇床子为解毒敛疮的常用配伍组合。在关于妇人阴肿的论述中，陈自明提出此病证是由于阴血亏损，又感受风邪所致。血虚本易生风，复又为外邪易中，经络气血滞涩，风邪与瘀血结聚化生热毒，气血腐败，故而生疮。当归养血活血，扶正固本，正所谓"治风先治血，血行风自灭"。蛇床子性味苦辛温，燥湿祛风，杀虫止痒。乌梅酸涩，能敛阴生津，入足厥阴肝经，可引药直达外阴部。陈自明治疗"妇人胞络伤损，子脏虚冷，气下冲则令阴挺出，谓之下脱"，以及"因产而用力偃气，而阴下脱者"，常配合补中益气、升提固脱之人参、白术，这是仿金元李东垣以升发脾阳治疗湿热的方法。此三药组合适用于阴血亏损、毒瘀互结导致的妇人外阴痒疮病证。

九、白芍 川芎 当归

白芍、川芎、当归是调理气血的常用配伍组合，加地黄变为四物汤。这个方子成为了妇科祖方，陈自明认为，妇人以血为用，治疗妇人病重在治血，因此把它作为治疗妇科疾病的通用方之一。方中白芍能养阴敛肝、缓急止痛；当归能养血活血；川芎为血中气药，能活血祛风止痛；地黄，生者可以清热养阴，熟者可以填补肾精。诸药合用，既能补血填精，还能理血止痛。此药物组合适用于妇人一切血虚之证候。

十、牡丹皮 大黄 桂心

牡丹皮、大黄、桂心为治疗痛经常用药物组合。陈自明在治疗心膈迷闷、月信不通、月经不调、胁下积气结硬刺痛、脐腹疼痛等疾患时，常用此三味药。牡丹皮具有清热凉血、活血化瘀的作用，用于温毒发斑、吐血、夜热早凉、无汗骨蒸、经闭痛经、痈肿疮毒、跌扑伤痛等病证。大黄具有泻热通肠、凉血解毒，逐瘀通经的功效。桂心性味辛温，能温阳化气、温经通络、散寒止痛。大黄、牡丹皮性寒凉，得桂心辛温协助，逐瘀而无凉遏之弊，桂心配伍大黄、牡丹皮，温经而无化热之忧。此三药组合适用于热瘀互结之证候。

第八节 单味药应用经验

方药是中医技术的主要体现形式，也是重要载体。陈自明所撰写的《妇人大全良方》一书不仅参考了宋以前历代医家治疗妇科疾病的经验，论述了妇人经带胎产病证特点和治疗方法，他所收录的方药更是对前人临床诊治妇科疾病的技术进行了全面的总结。单味药是组成中药方剂的基本单位，《妇人大全良方》不仅体现了不同药物组合应用的特点和规律，同时还体现了单味药的应用特色。

一、 乌梅

乌梅味酸性平，归肝、肺、大肠经，具有敛肺、涩肠、生津、安蛔的功效。据不完全统计，《妇人大全良方》中共有20余种疾病用到乌梅，大约出现了40余次。现从适应证、配伍、用法和剂量几方面对乌梅的应用进行说明。

（一）乌梅的运用范围

《妇人大全良方》中用含有乌梅的方药治疗闭经、妊娠腹痛、阴挺、乳痈等。

1. 室女经闭成劳

《妇人大全良方·室女经闭成劳方论》中说："世有室女……积想在心，思虑过当，多致劳损"，最终导致"女子月水先闭"，究其原因在于"忧愁思虑则伤心，心伤则血逆竭"。在治疗方面，他强调切不可用青蒿等凉药。常用养心血健脾药，以补心、脾二脏之气，并佐清虚热药物。所用方药中使用乌梅的意义在于敛阴生津、清解虚热。乌梅的这一功用在本草著作里有描述，如《神农本草经》中记载乌梅能"除热、烦满、安心",《汤液本草》记述其能"去骨间热",《食疗本草》记载其"食之除闷,安神",可见乌梅有养阴清热的作用。

2. 妇女暴崩下血不止

《妇人大全良方》中常用乌梅炒炭治疗妇人崩漏,虚实证均可运用。乌梅味酸色黑,酸有收涩之功,乌梅烧炭存性后有很好的止血作用。《妇人大全良方》中有"用乌梅烧灰为末,乌梅汤调下"的文字描述。《本草纲目》记载:"血崩不止:乌梅肉七枚,烧存性研末,米饮服之,日二";"肺痿咳血不止:用瓜蒌五十个连瓤瓦焙,乌梅肉五十个焙,杏仁去皮尖炒二十一个,为末"。《本草易读》中亦有用乌梅治"崩血不止"的记载。《妇人大全良方》中,唯独论治血崩证时乌梅用炭品,其他皆用乌梅。

3. 妇人阴肿

关于妇人阴肿,陈自明认为此病是"虚损受风邪所为,胞络虚而有风邪客之。风气乘于阴,与血气相搏,令气否涩,腠理壅闭,不得泄越,故令肿也"。其病机在于正虚感邪,治宜攻补兼施。《妇人大全良方·妇人阴肿方论》中用"麻黄汤洗方"进行治疗本病。该方中乌梅与麻黄、黄连、蛇床子、当归、艾叶配伍使用,乌梅的功用在于养阴清热,与诸药共奏解毒敛疮之功效。此外,阴肿为肝经受邪所致,乌梅入足厥阴肝经,可引药物直达病所。

4. 妇人阴挺

妇人阴挺多为气虚致子宫脱出阴道的疾病。陈自明认为"妇人胞络伤损,子脏虚冷,气下冲则令阴挺出,谓之下脱。亦有因产而用力偃气,而阴下脱者"。关于它的治疗,《妇人大全良方·妇人阴挺出下脱方论》记载《广济方》有"蛇床子五两,乌梅十四枚,锉,以水五升,煮取三升,去滓,热洗,日五次"。《本草纲目》也有"产后阴脱:蛇床子五两,乌梅十四个。煎水,日洗五六次"的记载,由此可见乌梅能治疗阴挺,其作用机制在于酸涩收敛。

5. 妊娠腰腹及背痛

在《妇人大全良方·妊娠腰腹及背痛方论》中,陈自明用大地黄丸"治产前后腰腹痛，一切血疼。治血气虚，四肢不举，骨髓热疼"。其方药组成用法：熟地黄二两，乌梅肉、当归各一两，上为细末，炼蜜丸如弹子大。每服一丸，白汤嚼下，空心。方中熟地功效为填补肾精；乌梅味酸入肝经，能补肝体，柔肝缓急止痛。在《神农本草经》中有乌梅主"肢体痛"的记载。《本草纲目》也有"闪损腰痛，趁痛丸：用白莴苣子炒三两，白粟米炒一撮，乳香、没药、乌梅肉各半两，为末，炼蜜丸弹子大。每嚼一丸，热酒下"的记载。《名医别录》中言乌梅有"利筋脉"之功用。

6. 产后儿枕、心腹刺痛、心烦闷

陈自明在《妇人大全良方》中说："若产妇脏腑风冷，使血凝滞，在于小腹不能流通，则令结聚疼痛，名曰儿枕也。"这说明产后儿枕病机为瘀血阻滞，经脉不通。产后心腹刺痛、心烦闷虽与它证候表现不同，但是病机一样。书中记载用黑神散治疗产后儿枕、心腹刺痛，用金黄散治疗产后余血奔心烦闷。二方中都用了乌梅这味药，煎汤送服散剂。《妇人大全良方》中关于黑神散加减的描述为"经脉不通，乌梅、荆芥酒调下"。此处用乌梅当是取其能柔肝缓急止痛的功效。有学者提出，乌梅有化瘀作用，如《汤液本草》言："治一切恶疮肉出，以乌梅烧为灰，杵末，敷上，恶肉立尽。"

7. 乳痈

乳痈的形成是由于乳汁不出，壅积生热，热毒壅积乳房所致，或由于体弱无力托毒外出，常用清热解毒、消痈散结、托毒通络方法治疗。《妇人大全良方·乳痈方论》中记载有"水杨柳根新采者一握，捶碎，以好酒同甘草、乌梅煎至七分，去滓，时时温服"。《本草蒙筌》中也有明确记载："梅实……杵烂成膏，敷攻恶毒，治妇人乳痈最效。"由此可见，乌梅乃是治疗乳痈的良药。

（二）乌梅的药物配伍

《妇人大全良方》中乌梅与其他药的组合配伍很多。例如，乌梅与止咳、养肺气、固肺气药配伍，治疗妇人咳嗽；与收涩药配伍，治疗妇人大便下血；与芳香化湿、理气除痰药配伍，治疗妇人泄泻；与化痰健脾消食药配伍，治疗妊娠痰逆不思食；与活血化瘀

药配伍，治疗血盅；与解表、清热、化痰、消肿药配伍，治疗阴肿；在荆芥煮散、如圣散、马鞭草散等方中使用乌梅，治疗寒热往来、五心烦热等虚热或寒热似疟；治疗妇人骨蒸，漏胎下血，乌梅温酒下。

（三）乌梅的用法与剂量

乌梅因为药物炮制的不同，可以分为乌梅、乌梅肉、乌梅炭、醋制乌梅等，但是在《妇人大全良方》中最常使用的是乌梅与乌梅肉，其次是乌梅与他药合用煎汤送服丸、散剂，这是乌梅应用的一大特色，如："五灵脂散……如不能饮酒者，煎乌梅柏叶汤调下"；"大香甲丸散……空心，煎乌梅地黄汤下二三十丸"。剂量方面，《妇人大全良方》中乌梅用量随剂型的不同有所变化。汤剂使用时，一般用量是半个到一个。用于丸散剂时，用量就会有几十个至几两的变化。

二、丹参

陈自明认为，妇人以血为本，治疗妇人病首重调经，经脉调畅则百病可除，因此，他在临床处方中多以丹参为主或佐以丹参，使其得补药则补，得泄药则泄。关于丹参的功用，他在《妇人大全良方·卷二·众疾门》中明确指出：丹参"能破宿血，补新血，安生胎，落死胎，止崩中带下，调经脉，大类当归、地黄、芍药、川芎也"。因此，后世有"一味丹参，功同四物"之说法。陈自明将丹参视为妇科专药，不论胎前产后皆可使用。

（一）丹参的运用范围

1. 经脉不调

在《妇人大全良方》中，陈自明提出："妇人经脉不调，或前或后，或多或少，产前胎不安，产后恶血不下。"病机为瘀血阻滞而使经脉不调，血行不畅，皆可用丹参散治疗，之所以做成散剂，意在缓缓图之。方中用丹参不以多少，去土、切，研为细末，每服6g，以温酒调下，食前服。

2. 产后腰痛

关于产后腰痛的论治，陈自明认为此病证"为女人肾位系于胞，产则劳伤肾气，损动胞络，虚未平复而风冷客之，冷气乘腰，故令腰痛也。若寒冷邪气连滞背脊，则痛久未已"。此段话的意思是，妇人产后百脉空虚，气血不足，风冷乘之，气血容易留滞，故产生腰痛。陈自明采用茯神汤治疗。关于此方的功用，《妇人大全良方·产后腰痛方论第二》)中提出它能"疗产后三日患腰疼，腹中余血未尽，并手脚疼"。方中重用丹参"逐败血而利关节"，正所谓"治风先治血，血行风自灭"，同时佐以芍药、甘草以缓急止痛。

3. 乳肿成痈

关于乳痈的论治，在《妇人大全良方卷二十三·乳痈方论第十五》中，陈自明指出："足阳明之经脉血涩不通，其血又归之，气积不散，故结聚成痈。"因此，治疗乳痈，无论内服外敷，必以行气活血为要务。书中丹参膏为常用方药，方中丹参的作用在于凉血活血、消肿散结。

4. 虫蚀阴痒

关于阴痒的论治，陈自明在《妇人大全良方卷之八·阴痒方论第十六》中云："妇人阴痒者，是虫蚀所为。三虫在于肠胃之间，因脏虚，三虫动作，蚀于阴内。其虫作热，微则为痒，重者乃痛也。"他选用大黄散治之。《黄帝内经》曰："诸痛痒疮，皆属于心"，故治疗多从心热考虑，方中丹参清心火，凉血活血。《神农本草经》记载它"主心腹邪气"，善行气血，杀虫止痒。

5. 崩中漏下

关于崩中漏下的病机，陈自明认为："妇人崩中漏下者，由劳伤血气，冲任之脉虚损故也……妇人经脉调适，则月水依时。若劳伤冲任，气虚不能制其经脉，血非时而下，淋沥而不断，谓之漏下也。"针对冲任虚损的病机，他采用阿胶丸进行治疗。此外，陈自明还提出，对于"产卧伤耗经脉，未得平复而劳役损动，致血暴崩，淋沥不止；或因酸咸不节，伤蠹荣卫，气血衰弱，亦变崩中"，或属"产后崩中，下血不止，虚羸无力"者，都可以治以阿胶丸。

方中用丹参逐瘀生新，瘀滞去则正气复，同时配伍补益冲任的药物。

6. 产后血晕

《妇人大全良方卷十八·产后血晕方论第五》中陈自明引郭稽中之论说："产后气血暴虚，未得安静，血随气上，迷乱心神，故眼前生花。"此为产后血晕的病机，其临床证候还可见心闷不识人、神言鬼语、气急欲绝，陈自明选用《广济方》治疗，此方与治产后腰痛的生地黄汤组成相同，但所用各药份量不一。此方重用生地黄汁，配合他药大补阴血，少佐丹参以使补益阴血而不留瘀，此外丹参能清心除烦安神。

7. 风虚劳损

在《妇人大全良方卷二十一·产后风虚劳冷方论第六》中，陈自明强调指出：妇人"产则血气劳伤，脏腑虚弱而风冷客之，冷搏于血气，血气不能温于肌肤，使人虚乏疲顿，致羸损不平复。若久不平复，若久不瘥，风冷入于子脏，则胞脏冷，亦使无子，谓之风虚劳损也"。他选用《古今录验》泽兰丸作为治疗本病证的必效方，方中丹参与诸益气补血药配伍，扶正祛邪并行，以使补而不滞。

8. 舌强不语

关于舌强不语的论治，隋代医家巢元方在《诸病源候论·卷之二·风邪候》中指出："脏腑内损，血气外虚，则为风邪所伤。"在《诸病源候论·卷之一·风舌强不得语候》中又说："脾脉络胃，夹咽连舌本，散舌下。心之别脉系舌本。今心脾二脏受风邪，故舌强不得语也。"对于此证，陈自明选用防风汤治疗。方中丹参能补益心肝、益气养血。《神农本草经疏·卷七·丹参》云丹参"入手足少阴、足厥阴经。心虚则邪气客之为烦满，结气久则成痼疾……久服利人，益气养血之验也"。

（二）丹参的药物配伍

根据笔者对《妇人大全良方》的研究，并参考诸家研究成果，对丹参的药物配伍作简要描述。

丹参这味药具有排脓生肌的作用，专治疮疖肿毒，佐以白芷、芍药加强行散之力，可以打成粉末于患处外敷，直达病所助其早愈。

丹参养血活血，川芎为血中气药，丹参与川芎配伍运用，行血祛瘀之力增加，临床上常配伍补气血、壮元阳之药，并以丸药缓收积日之功。

陈自明治疗崩中漏下，用阿胶、鳖甲、龟甲、鹿茸等血肉有情之品来补肾水、温督脉、固冲任，配以清热、泻火、凉血、祛瘀、镇潜等方法。其中丹参与阿胶及其他血肉有情之品常常配伍运用，丹参清心火，养血活血，阿胶及其他血肉有情之品能填补肾精，以达水火相济，祛瘀生新之效。

丹参、茯神常作为安神的组合用药。陈自明认为：三月伤胎者，既伤气血，复扰神志，治之以丹参、茯神。他引用严西亭等人所云："心血不足以养神，神不安而虚火动者，丹参补之。心怯弱而火气欲发者，茯神镇之。"此二药配伍能调和气血、安神定志，使阳生阴长以养胎。

陈自明选用五加皮浸酒方治疗妇人阴冷，用丹参配以蛇床子、熟地黄、钟乳石、杜仲、五加皮、干姜、酒等温养之品，以达到流通气血、温通经络、暖肾驱寒的作用。

对于体虚感受风冷导致的病证，陈自明所选方中常以丹参与诸补气养血之品相须为用，调和气血，佐以麻黄、生姜、防风等发散风寒，并借助酒来行药势，更增加丹参活血通脉之功。

三、人尿

有研究者统计，在《妇人大全良方》一书中，除了求嗣、胎教、坐月三门外，其加入人尿的处方多达71处。通过与其他药物配伍组合，陈自明将人尿运用于治疗调经、妊娠、产前、产后、众疾等病证。

（一）人尿的来源及保存

人尿为健康人的小便，在《妇人大全良方》中云妇人产后"可饮童子小便一升，甚验，丈夫小便亦得，切不得用病人者"。从书中所录用的方子来看，临床入药多用童便，即12岁以下男孩的小便，中段者佳，并且指出"夏月要入薄荷浸之，方免臭坏"。

（二）人尿的功用及服法

中医学认为，人尿性味咸寒，入肺、肝、肾经，具有滋阴降火、凉血散瘀止血的功效。因此，它不仅可以用于诸出血、虚劳寒热、阴虚久虚、产前产后病、跌打损伤、血瘀作痛等病证，还可用于预防产后病。据不完全统计：《妇人大全良方》中用人尿冲服中药散剂者有 38 处，用尿液煎煮散剂者 25 处；单服人尿，不加其他药物者 3 处；用人尿泡制药物者 2 处；用尿液参与制成丸剂者 3 处；与酒混合同煎散剂者 12 处；与酒混合冲服散剂者 6 处。

（三）人尿的适用范围及用量

陈自明提出：女子以血为本，女子治血。因此治疗妇人病当从气血调治。妇人病在血分者有血虚、血瘀、血热、血寒之分。人尿咸寒，寒能清热解毒，滋阴降火，且性多沉降，能引血下行。咸能软坚，能凉血散瘀止血，故擅于治血分病，能用于调经、带下、妊娠、产难、产前、产后等多种疾病。关于人尿的临床运用，明代医家李时珍在《本草纲目》中用人尿顿服，治汤火伤疮，并热服童尿止血化瘀，治疗金、镞、竹木伤及跌打损伤，并提出"不拘有无瘀血，推陈致新，胜于他药"。对蛇虫咬伤等用人尿浸洗之。在《妇人大全良方》一书中，加入人尿的方药以产后门最多，据不完全统计，共有 32 处。其运用范围主要体现在预防产后疾病和治疗产后百病。

1. 预防产后疾病

关于妇人产后调护，陈自明指出："分娩之后……仍时与童子小便一盏饮之。新产后不问腹痛不痛，有病无病，以童子小便以酒和半盏温服，五七付妙"。这是针对妇人产后多虚多瘀的身体状态，取人尿之咸寒来滋阴降火、活血化瘀，从而预防产后疾病的发生。

2. 治疗产后百病

妇人产后病的病理特点体现在两方面，一是阴血亏虚，二是瘀血留着。人尿的功用正适合这一病理特点。因此，它常被用于治疗产后恶露不下、恶露不尽、胎衣不下、心胸痞满、腹痛、产后中风、冒闷汗出不识人、产后血上冲心、血晕、产后儿枕腹痛或赤白痢、产后口鼻黑气、鼻衄等。据有关研究统计结果显示：众疾门加入尿液者27处，用于治疗经脉不调所致疾病。其中14处用于产后病，13处用于妇人难生倒横、子死腹中、子宫久冷、崩漏、赤白带下、经候不行、癥瘕、羸瘦百病、脚气冲心、传尸劳、骨蒸劳、妇人肢体倦疼、虚劳寒热等；调经门加入尿液者5处，用于妇人五劳七伤、妇人崩暴下血、心腹胁肋、脚痛不可忍；妊娠门加入人尿者3处，用于妊娠四五月，忽心腹绞痛，或腹内冷痛、胎动，妊娠二便不通，热闭心膈、腹胁妨闷；产难门共3处加入童便，用于治疗逆产、横生倒生、死胎不出。

尿液入药用量为：冲服散剂者，用半盏至一盏；煎煮散剂者，用半升至一升半，且多为温服。

四、莪术

陈自明谨守"妇人以血为本，气血宣行，其神自清"的道理，临证善用莪术以调和气血。《妇人大全良方》全书共计33首方载有莪术，主治病证17种。莪术这味药首次载于《雷公炮炙论》，但其功效应用却最早详于《药性论》。在这本书中明确指出：莪术能"治女子血气心痛，破痃癖冷气"。陈自明非常重视莪术的破血行气之功，因此，他用莪术治疗妇人经、孕、产等各种病证。

（一）莪术的运用范围

1. 月水不调

陈自明认为，"夫妇人月水不调者，由劳伤气血致体虚，风冷之气乘也"。其病机是"若有风冷，虚则乘之，邪搏于血，或寒或温，寒则血结，温则血消。故月水乍多乍少，故为不调"。在此病证的治疗上，他强调"当知阴阳，调其气血，使不相胜，以平为福。"对于"血脏久冷，月水不调"者常用姜黄散主之。

2. 经闭

陈自明认为，引起"月经瘀闭"的机制主要是"劳伤血气壅结"，所以治疗的办法是"利之则行"。对于本病他常常重用莪术，并与天台乌药、当归合用，通常将药做成散剂，用温酒调下。

3. 痛经

关于痛经，陈自明在《妇人大全良方·月水行或不行心腹刺痛方论第十二》中指出，痛经是因"寒气客于血室，血凝不行，结积血为气所冲，新血与故血相搏，所以发痛"。对于本病他常选用琥珀散来治疗，该方由天台乌药二两、当归、莪术各一两组成。

4. 妇人积年血癥块

关于妇人积年血癥块的病因病机，陈自明认为"夫妇人积年血癥块者，由寒温失节，脏腑气虚，风冷在内，饮食不消，与血气相结，渐生颗块，盘牢不移动者是也"，此是"恶血不除，结聚所生"，所以治疗应当除恶血、散结聚，他选用干漆丸治疗，并告知病人于日未出时煎苏木汤吞下药丸，但要注意根据疾病轻重加减服用。干漆丸组成：干漆炒令烟尽、大黄炒，各一两、琥珀砂研、硝石研、莪术各三分、红花、延胡索、桂心各半两、腻粉一分、巴豆三七粒，去皮、心，研去油，用浆水二盏煎如饧。

5. 产后血瘕

关于产后血瘕，陈自明认为"夫新产后有血与气相搏而痛者，谓之瘕"。产后血瘕的产生是因为"宿有风冷，血气不治，至产血下则少"。陈自明以蓬莪术散治疗，并提出产后血瘕如果不及时治疗"则多成积结，妨害月水，轻则痞涩，重则不通也"。蓬莪术散组成：莪术、桃仁去皮尖，麸炒、大黄湿纸煨、当归炒，各一两、桂心、川芎、木香、牡丹皮、延胡索炒、赤芍药各半两。

6. 妊娠心腹痛

莪术味苦性辛温，归肝、脾二经，善于破血消积，有耗气伤血之弊，对于妊妇当为禁忌之品。但是，陈自明提出"怀胎妊娠而夹病也，不特避其毒药"，并且进一步阐述说："盖妊妇有疾，不可不投药也，必在医者审度疾势轻重，量度药性高下，处以中庸，不必多品。视其疾势已衰，药宜便止。则病去母安，子亦无殒，复何惧于攻治哉！"因此，妇人妊娠五个月以后，如果因为"宿有冷疾，或新触风寒"导致"邪正相击而并于气，随气上下，冲于心则心痛，下攻于腹则腹痛"，或"由喜怒忧虑过度，饮食失节之所致"，"胸腹间气刺满痛"，可以选用香术散治之，否则"其痛冲击胞络，必致动胎，甚则伤堕也"。香术散组成：广中莪术一两，煨、丁香半两、粉草一分。

7. 妇人血风攻脾不能食

关于妇人血风攻脾不能食，陈自明认为其病因病机为脏腑虚冷，复感风冷之邪气，攻伐脾胃，临床表现可见全不思食、脐腹多痛、体瘦无力。可选用椒红丸来治疗。椒红丸组成：椒红、沉香、附子炮、莪术、诃子、当归、白术各一两、良姜、白豆蔻仁、丁香各半两、麝香一分。

8. 妇人泄泻

在《妇人大全良方》中陈自明提出，妇人泄泻"皆由肠胃虚冷，而邪气乘之"。例如，饮食生冷，导致脾胃损伤，运化失职，清阳不升，临床症见泄泻不止。治疗可用五香散温酒调下。五香散组成：乌药、白芷炒、枳壳、白术炒、良姜炒、甘草、莪术有孕减半。

9. 妇人两胁胀痛

陈自明认为妇人"心下、胁肋、少腹疼痛，皆素有积寒"，因此治疗"胁肋苦痛偏效者"，可用木通散，煎葱白，酒调三钱，一服即愈。木通散组成：木通、榆白皮、瞿麦穗、大麻仁、滑石各一两、贝齿、葵子、白茅根各二两、甘草半两。

10. 产后口干痞闷

关于产后口干痞闷一症，陈自明认为其病因病机是"产后荣卫大虚，血气未定，食面太早，胃不能消化，面毒结聚于胃脘，上熏胸中，是以口干燥渴，心下痞闷"。他选用见现丸治疗。方用姜黄、三棱、荜澄茄、陈皮、良姜、人参、莪术等份，上为细末，用萝卜浸，煮烂研细，将汁煮面糊丸如梧桐子大。用萝卜汤下三十丸。

（二）莪术的药物配伍

1. 莪术与温经散寒类药物合用

在《妇人大全良方》一书中，陈自明引用《博济方》中的论述，"夫人将摄顺理，则血气调和，风寒暑湿不能为害。若劳伤血气，则风冷乘虚而干之"。他又说："风冷伤其经血，血性得温则宣流，得寒则涩闭。"由此可见，对于妇人血虚之体，风冷邪气极容易侵入，而形成寒瘀互结。纵观《妇人大全良方》，书中33首含有莪术的处方，陈自明多以莪术合用桂心、干姜、良姜、川椒、附子、川乌等辛热之品，共奏温经散寒、破血祛瘀之功，因此，用来治疗妇人月经病、产后病等属于寒凝血滞证有效。

2. 莪术与行气活血类药物合用

中医学认为，气和血，一阴一阳，气为血之帅，血为气之母。在《妇人大全良方》中，陈自明引用《产宝方》的论述，"盖女子嗜欲多于丈夫，感病倍于男子，加之慈恋、爱憎、嫉妒、忧恚，染着坚牢，情不自抑，所以为病根深，治之难瘥"。这说明女子容易出现肝气郁滞，气郁则血行不畅，所以他说："由惊恐、忧思，意所不决，气郁抑而不舒，则乘于血，血随气行，滞则血结。"鉴于此，治疗妇人病要注意行气活血，陈自明常将莪术与乌药、三棱、木香、青皮、川楝子、萝卜子、槟榔、枳壳、小茴香、川姜黄、红花、延胡索、牡丹皮、赤芍药、刘寄奴、麝香、阿魏、五灵脂、桃仁、没药等合用。

3. 莪术与益气补血类药物合用

陈自明认为，妇人病的病机多为内伤气血、外感风冷，导致寒凝气滞血瘀，治疗多用温通之法。莪术能温通经脉、活血散瘀，故作为常用药。陈自明在应用莪术时，常佐益气补血药，如人参、白术、甘草、当归、白芍、生地、熟地等，其用意有二：一则兼顾虚实，补虚祛邪并举；二则莪术性刚峻烈，易耗伤血气，所以配合补气养血可防此弊。关于这一点，明·缪希雍在《神农本草经疏》中指出："蓬莪术行气破血散结，是其功能之所长，若夫妇人小儿，气血两虚，脾胃素弱而无积滞者，用之反能损真气，使食愈不消而脾胃益弱，即有血气凝结，饮食积滞，亦当与健脾开胃、补益元气药同用，乃无损耳。"

4. 莪术与养血破血类药物合用

陈自明论治妇人病遵循"妇人以血为本，女子治血"的原则，因此，临证治疗以养血理血的名方四物汤加减化裁，并把它作为妇科通用方。在用四物汤加减治疗"经血凝滞，腹内血气作疼"时，陈自明常于此方中"加莪术、官桂等份用之"。三棱和莪术是临床上治疗癥瘕积聚的有效组合，如《本草图经》中说："蓬莪术，古方不见用者，今医家治积聚诸气，为最要之药。与荆三棱同用之良，妇人药中亦多使。"

（三）莪术的炮制、服法及用量

1. 药物炮制法度严格

陈自明在《妇人大全良方》之首专列"辨识修制药物法度"专篇，可见他对药物修制的重视。关于莪术的炮制，他在吸取《雷公炮炙论》中记载的"于砂盆中用醋磨令尽，然后于火畔吸令干，重筛过用"这一炮制方法基础上，提出莪术修制当"用湿纸裹，炮令香软，细切。或更用盐醋浸半日用"。有研究成果表明，醋莪术能入肝经血分，增强破血消癥作用，因此多用于瘀滞经闭、胁下癥块。

2. 服药方法灵活多样

《妇人大全良方》中33首含莪术的方子多以丸散、兼以汤液为常用剂型，其服法灵活多样，有"温酒调下，服后以食压之"，如琥珀散；有"以米醋熬成膏，……淡醋汤下"，如通经丸；有"水一盏，连根葱白二寸拍破，盐半钱，煎至七分，温服"，如葱白散；有"食前粥饮下"，如蓬莪术丸；有"用枣肉和丸……于日未出时煎苏木汤吞下"，如干漆丸；有"并皆童子小便、酒、红花同煎调下"，如延胡索散；有"空心盐汤点服"，如香术散。总的说来，其服药方法以空心温酒调下居多，可能是考虑到酒能增强破血行气之力。

3. 用药剂量轻巧谨慎

陈自明用药虽然以辛温居多，但是，用药剂量却非常谨慎，对莪术的应用也是如此。例如，温经汤是妇科常用方，其中莪术用量为半两。根据"中国历代度量衡制演变测算简表"的古今剂量换算方法，宋时一两约为今时40g，半两即为20g。20g用量如果作为一次用量确实有些大，但是陈自明在方后的服法中强调"每服五钱"，由此推算，全方用药共六两，每服五钱即为 1/12，即莪术每次用 20g 的 1/12，也就是约 1.67g。和现今临床所用量相比，如此用量显得很谨慎。

医案的记载最早见于汉代淳于意的"诊籍"，明清时期专门论述医案的著作最多。隋唐、宋金元时期的著作里，通常将医案穿插在理论阐述或方药的讨论中。医案呈现了医家的实践经验和体会，具有重要的研究价值。为了能更好地领会陈自明论治妇产科疾病的思想、理论和经验，笔者将《妇人大全良方》中部分医案摘录如下，以供读者学习参考。

一、调经门医案

（1）近朝有王御医值夜唤起，忽有一宫女，血如山崩。其时暑月，药笥中只有大顺散两帖，用冷水调服，旋即奏效。以此知医药杂变。金华散妙。（《妇人大全良方·卷一·崩暴下血不止方论第十五》）

（2）一亲戚，妇人年四十五，经年病崩漏不止，面黄肌瘦，发黄枯槁，语言声嘶，服诸药无效。召仆诊之，六脉微濡。问之服何药？云：凡是当归、川芎、涩血诸品、丹药服之皆不作效。仆遂合《博济方》伏龙肝散，兼白矾丸，服之愈。（《妇人大全良方·卷一·崩中漏下生死脉方论第十七》）

二、妊娠门医案

（1）仆尝治一妊妇，六七个月而沾疟疾，先寒后热，六脉浮紧，众医用柴胡、桂枝无效。仆言此疾非常山不愈，众医不肯。因循数日，病甚无计，黾勉听仆治之。遂用七宝散一服愈。黄帝问曰：妇人重身，毒之奈何？岐伯曰：有故无殒。帝曰：愿闻其故，何谓也？岐伯曰：大积大聚，其可犯也，衰其大半而止。岂不以审药之性味，明治疗之方，处于中庸，与疾适好于半而止之，勿过而余，则何疑于攻治哉！（《妇人大全良方·卷十四·妊娠疟疾方论第九》）

（2）许学士云：乡里有一妇人，数欠，无故悲泣不止。或谓之有祟，祈禳请祷备至，终不应。余忽忆有一证云：妇人脏躁，悲伤欲哭，象如神灵，数欠者，大枣汤。余急令治，药尽剂而愈。古人识病制方，种种妙绝，如此试而后知。（《妇人大全良方·卷十五·妊娠脏躁悲伤方论第十三》）

（3）乡先生程虎卿内人黄氏，妊娠四五个月，遇昼则惨戚，悲伤泪下，数欠，如有所凭。医与巫者兼治，皆无益。仆年十四，正在斋中习业，见说此证，而程省元惶惶无计。仆遂告之管先生伯同，说记忆先人曾说，此一证名曰脏躁悲伤，非大枣汤不愈。虎卿借方看之甚喜，对证笑而治，药一投而愈矣。（《妇人大全良方·卷十五·妊娠脏躁悲伤方论第十三》）

三、产难门医案

（1）赵都运恭人，每临产则子肠先出，然后产子。产子之后，其肠不收，甚以为苦，名曰盘肠产。医不能疗。偶在建昌，得一坐婆施之一法而收之。其法遇产后子肠不收之时，以醋半盏，新汲冷水七分，碗调停，噀产妇面，每噀一缩，三噀收尽。此良法也，后学不可不知。（《妇人大全良方·卷十七·杨子建＜十产论＞第二》）

（2）缪宅厥息孺人杜氏，生产数日不下，坐婆、魂童救疗皆无效，召仆诊之。仆曰：产前脉不可考，但当察色而知之。遂揭帐明烛以察之，其面色赤，舌色青，见此色者，知胎已死，母却无忧矣。或问曰：何以知之？余答曰：面赤舌青者，子死母活明矣。供自合至宝丹二粒服之，胎即落矣。以此见古人处方神速。至宝丹方见《和剂方》（《妇人大全良方·卷十七·产难子死腹中方论第五》）

四、 产后门医案

（1）茂恂，熙宁初从事濮上幕府，郡之蓐医胡者为余言，数政之前，有朱汴水部施黑龙丹，凡产后诸病危甚垂死者无不愈，郡中及村落人赖以全活者甚众。汴受代归，妇人数千号泣遮道送行，尚有一二粒未之施也。先人自三峰谪官淮阳，家嫂马氏蓐中大病，医者康从变投丹立愈，访之乃得于汴也。且言每鬻一粒，辄受千钱，必其获厚利，不欲求之。后起守汝海，从变饯别一驿，临行出此方为献，每以救人，无不验者。卢道原侍郎再帅泾原，时姨母妊娠，至临潼就蓐。后数日，有盗夜入其室，惊怖成疾，众医不能治。乃以恂弟尝遗此药，服之遂安。家人金华君在秦生文度，数日苦头痛，未止又心痛。痛发两股，上下走注，疾势甚恶。昏躁烦愦，目视灯如金色，勺饮不下，服药甚众无效。弟曰：黑龙丹可服。初以半粒投之即能饮粥，而他药入辄吐出不受。觉痛稍缓又投半粒，又得安眠。自中夜服药至五鼓，下恶物数升，头痛顿减；又至食时复下数升，涣然醒愈。盖败血所致，其效如此。建中靖国元年五月二十日，郭茂恂记。（《妇人大全良方·卷十八·产后通用方论第三》）

（2）有一亲戚妇人，产后胞衣不下，血胀迷闷，不记人事。告之曰死矣！仆曰：某收得赵大观文局中真花蕊石散在笥中，谩以一帖赠之，以童便调，灌药下即苏，衣与恶物旋即随下，乘兴无恙。（《妇人大全良方·卷十八·胞衣不出方论第四》）

（3）余家荆布，方产一日，忽见鬼物，言语颠倒。遂取自合苏合香丸一钱重，以童子小便调服即醒，神思如故。（《妇人大全良方·卷十八·产后癫狂方论第六》）

（4）余荆布因产前食素，得疾赢弱，产后乳脉不行已七十日，服诸药无效，婴儿甚苦。偶有人送赤豆一斗，遂如常煮赤豆粥食之，当夜乳脉通行。阅《本草》，赤小豆能通奶乳，谩载之。（《妇人大全良方·卷二十三·产后乳汁或行或不行方论第十一》）